《临床护理教学技能》编委会

主　编　王惠珍

副主编　曾　毅　翟惠敏

编　委　（以姓氏笔画为序）

史　蕾（南方医科大学）

史瑞芬（南方医科大学）

许红璐（中山大学附属第一医院）

张立力（南方医科大学）

陈　瑜（南方医科大学）

周春兰（南方医科大学）

高钰琳（南方医科大学）

黄蝶卿（广东省人民医院）

黄谨耘（南方医科大学）

LINCHUANG HULI
JIAOXUE JINENG

临床护理
教学技能

主　编　王惠珍
副主编　曾　毅　翟惠敏

暨南大学出版社
JINAN UNIVERSITY PRESS

中国·广州

图书在版编目（CIP）数据

临床护理教学技能／王惠珍主编．—广州：暨南大学出版社，2011.9
ISBN 978－7－81135－968－8

Ⅰ.①临…　Ⅱ.①王…　Ⅲ.①护理学—教学研究　Ⅳ.①R47－42

中国版本图书馆 CIP 数据核字（2011）第 178544 号

策划编辑　杜小陆
责任编辑　苏倩欣　黄文科
责任校对　何　力
出版发行　暨南大学出版社（广州暨南大学　邮编：510630）
网　　址　http：//www.jnupress.com　http：//press.jnu.edu.cn
电　　话　总编室（8620）85221601
　　　　　营销部（8620）85225284　85228291　85228292（邮购）
排　　版　弓设计
印　　刷　湛江日报社印刷厂
开　　本　787mm×960mm　1/16
印　　张　14.25
字　　数　230 千
版　　次　2011 年 9 月第 1 版
印　　次　2011 年 9 月第 1 次
印　　数　1—3000 册
定　　价　29.80 元

前　言

随着我国医疗卫生事业的发展以及医疗卫生改革的不断深入，临床护士迫切需要加强基础知识、基本理论和基本技能（“三基”）的训练。长期以来，临床护士在繁忙的工作之余花费了大量的时间和精力进行形式多样的学习，其中继续教育成为终身学习最有效的途径之一。本书就是应广大护理工作者对继续教育的需要，在相关护理教育专家的指导下编写而成的。在编著的过程中，本书侧重于指导临床护理教师形成各项教育教学技能，通过密切结合临床实际以及各种案例，突出了教材的实用性和可操作性，旨在成为临床护理工作者可以真正依靠和使用的工具书。

本书囊括了临床护理教育中的一些关键技能，研究与阐述了临床护理教学设计、临床护理沟通与交流技巧、临床护理教学查房技能、临床护理操作教学技能、临床护理健康教育与健康评估技能、临床护理教学媒体制作与应用技能、护理临床教学评价技能这几个方面，以利于护士们在培养护生形成各种临床必需的技能时具备一定的理论指导与技能技巧。因此本书可供广大从事临床带教工作的护士使用，也可供各护理院校的护理教育工作者参考。

虽然编者在编写过程中注意结合护理学科的最新发展动态，力求实用性与实践性，但由于能力有限，若有纰漏与不妥之处，敬请各位读者朋友不吝赐教。

编　者

2011 年 8 月

目　录

第一章　护理教育概述

护理教育是培养社会所需要的各类护理专门人才的教育活动，是建立在普通教育基础上的专业教育。护理教育学是研究护理教育现象与规律的学科，是护理学科体系中一门新兴的交叉性边缘学科。护理教育学的形成与发展对培养护理人才、提高护理教育质量、推动护理事业的全面发展具有重要的现实意义。要研究护理教育，首先要明确什么是教育，以及与教育相关的基本概念。

第一节　教育与教育学概述

一、教育及教育学的概念

（一）教育的概念

教育是人类特有的一种社会现象，随着社会的发展而逐渐发展，在不同的历史阶段具有不同的特点。因此，不同时代、不同阶级对教育的本质及属性有不同的解释。

“教育”一词在我国的古籍中，最早见于《孟子·尽心上》：“得天下英才而教育之，三乐也。”在此只说明了教育年青一代是人生的一大乐趣，并未揭示教育一词的内涵。在此后的很多古代著作中，阐明教育内涵的，也只用了一个“教”字，如《中庸》中所说“修道之谓教”，即用社会道德去影响和培养年轻人。对于教育，《说文解字》这样认为：“教，上所施、下所效也”；“育，养子使作善也”。我国古代的教育家普遍认为教育是一种培养人的活动，是向受教育者施教，要求受教育者学习经典，成为一个有社会道德的人。从社会需要出发，以教育及培养为主，是我国传统的教育思想。

在西方，教育（Education）一词来源于拉丁文“Educare”，原意为“导出”、“引出”等，意指引导人发展的活动，强调教育不是将知识强迫灌输给学生，而是着力引导以最大限度地发挥学生的潜力。如法国教育家卢梭从个体发展的观点出发，提出了“自然教育”的理论。他主张以儿童内在的自然或天性为中心，帮助儿童发展其本能，通过儿童自己的活动，达到身心按自然规律发展及完善的目的。瑞士教育家裴斯泰洛齐也认为教育是按照自然法则，发展儿童的道德、智慧及身体各方面能力的活动。美国实用主义教育家杜威则直接提出，“教育不是强迫人去接受或吸收外界的信息，而是如何使人与生俱来的能力得到发展及完善”。因此，西方教育家在解释教育时，多侧重于个性的解放、人的价值和个体的发展，认为教育是使个体身心得到全面发展的活动。

尽管由于东西方的历史及文化传统背景不同导致对教育的解释不同，但两者都将教育看成培养人、促进人身心发展的一种社会活动，认为教育是有目的、有计划、有组织地传递社会经验，培养社会所需人才的活动。

教育作为一门特定的科学，具有广义及狭义之分。

广义的教育泛指影响人们知识、技能、身心健康、思想品德的形成及发展的各种活动，产生于人类社会的初始阶段，存在于人类社会生活的各个方面；狭义的教育主要指学校教育，即由专门机构及专职人员所承担，根据一定的社会要求及受教育者的发展需要，有目的、有计划、有组织地对受教育者施加影响，以培养社会所需要人才的社会活动。

狭义的教育概念有三层含义：

（1）教育是一种社会现象。教育是人类有目的、有意识的实践活动，目的是将受教育者培养成社会所需要的人。因此，教育受一定的社会制约，反映社会对培养人的要求。

（2）教育是一种传递社会经验的手段。教育活动的基本形式是知识及经验的传递，是将人类在实践中积累起来的生产及生活经验传授给下一代，使之能够适应现存社会的生产及生活方式，依照一定的社会规范及要求来发展自己，推动社会前进。在此意义上，教育具有两种职能，一是传授生产及生活经验、知识与技能，为发展生产服务；二是传授社会思想意识、道德和生活规范，为维护一定的生产关系服务。

(3) 教育是一种培养人的社会活动。教育是由教育者对受教育者所进行的一种影响活动。在这个活动过程中，学生掌握了一定的知识与技能，同时获得了一定的身心发展，具备了一定的思想品德。

(二) 教育学的概念

教育学（Pedagogy）一词来源于希腊文“Pedagogue”，本义为“教仆”，意为照顾儿童的学问，后来引申为关注教育过程的应用艺术。《教育学大词典》对教育学的定义为：“研究人类教育现象及一般规律的学科。”其任务是研究培养人的社会教育活动，揭示教育的客观规律，论述适应社会需要、符合教育规律的教育理论以指导教育实践。现代教育学的主要研究内容是教育的本质，教育与社会发展的关系，教育与学生身心发展的关系，教育的目的，教育制度，教育工作的任务、过程、内容、方法、组织形式和原则，教师和学生，以及教育管理等。

教育学的发展经历了以下三个阶段：

(1) 教育学的萌芽阶段。教育学思想起源于古希腊及中国的春秋战国时期。当时由于学校的建立，教育实践的发展，许多杰出的教育思想家以自己的哲学思想为基础，对教育实践中所积累的经验进行了概括性的总结，提出了许多有重要价值的教育观念及教育主张，如古希腊的苏格拉底、柏拉图、亚里士多德以及我国春秋战国时期的孔子、孟子等都在其著作中分别阐述了不同的教育思想及观念。但是，由于当时历史条件的限制，教育思想仍然与政治、宗教、哲学、伦理、文化等交织在一起，没有形成独立的、完整的体系。

(2) 教育学体系形成阶段。从文艺复兴时期开始，教育学进入了一个新的历史发展阶段，开始从其他学科中分化出来，逐渐形成独立的教育学理论体系。捷克著名的教育家夸美纽斯于1632年写成的《大教学论》，是近代第一部系统论述教育理论的著述，其内容不仅涉及教学论，同时涉及教育的各个方面，如教育目的、德育、体育、学制、课程等，它奠定了现代教育学的基本框架，使教育学从综合性的知识领域中分离出来，成为一门独立的学科。约翰·弗里德里希·赫尔巴特（Johann Friedrich Herbart，1776—1841），是近代德国著名的教育家、心理学家，在西方教育史上，他被誉为“科学教育学的奠基人”，而1806年出版的反映其教育思想的代表作《普通教育学》则被公认为是第一部具有科学体系的教育学著作，是最早以教育学命名的专著。这些著作都具有完整的理论体系，对教育科学体系的形成有重大的影响。

（3）科学教育学建立阶段。第二次世界大战以后，科学技术的发展在呈现出高度分化的同时也出现了高度整体化的趋势，由于新的技术革命的到来，教育在提高劳动生产率和实现社会发展目标中的作用日趋明显。教育迅速发展，教育学理论研究的科学化水平进一步提高，教育学与心理学、社会学、经济学等学科的联系日益密切。科学的教育学体系不断完善，产生了许多新的交叉学科与分支学科，例如普通教育学、高等教育学、成人教育学等，使现代教育学发展成为一个立体、交叉的学科网络结构及立体多维的研究格局。

二、教育的任务

教育的任务是学校目的的具体体现。不同的学校有不同的教育任务，但总体来说，都具有以下几个方面的普遍任务：

1. 使学生系统地掌握科学文化知识及基本技能

教育的基本任务是向学生系统地传授科学文化基础知识，进行基本技能训练。科学文化知识是人类对客观世界的现象、事实及其规律的认识结果。基础知识是科学文化知识的基础部分，具有较强的概括性和相对的稳定性，是学生必须掌握的关于自然、社会及人类思维的基本知识。技能是指学生在已有知识经验的基础上，通过练习形成的能比较稳定地执行某种任务的活动方式。技能一般分为两类：①智力技能是借助内部语言在大脑内部进行智力活动的形式，如阅读、计算等；②操作技能指骨骼、肌肉和相应的神经系统参与的，由外部操作活动所表现的技能，如运动技能等。

2. 发展智力，培养能力，促进学生个性的健康发展

随着现代科学技术的迅猛发展，现代社会对人的发展提出了更高的要求。要求学生不仅掌握丰富的科学知识，具有较高的智力及能力水平，而且应具备完善的人格及健康的个性。因此，学校应该为充分发展学生的兴趣、爱好，开发内在潜能，形成良好的个性提供各种可能的条件。

3. 进行素质教育，为学生奠定科学的世界观、道德观、审美观及劳动观

学校是学生的思想观念、道德品质形成及发展的最佳场所，学校必须挖掘各种教育性的因素，将品德教育融入各种教学实践中，以达到教书育人的目的。

4. 发展学生的体力，培养健康的体魄

健康的体魄不仅能保证学生在学校中顺利地完成学业，而且能为终身事业的发展及幸福生活打下良好的基础。因此，学校教学中应注意培养学生良好的卫生习惯及健康意识，劳逸结合，促进学生体力的发展。

第二节　护理教育与护理教育学概述

护理教育担负着为社会培养合格护理人才的重要使命。它有助于社会发展，对社会具有促进和维护人们健康的价值；它能发挥个体在社会中的主体作用，具有提高人的素质、发挥人的潜能、改变人的状态、丰富人的内心世界的作用。护理教育学是教育学中的一门分支学科，既具有护理的属性，也具有教育学的属性。

一、护理教育及护理教育学的概念

（一）护理教育的概念

护理教育是为护理学科培养具有宽厚的医学、人文学、护理学等知识，并能为人类健康服务的护理专业人才的活动。护理教育立足于人的范畴，运用培养人、造就人的教育原理探讨护理教育的特殊活动，从而达到输送护理技术人才、传播护理成果的目的。护理教育的发展，一方面充实了教育学的内容，另一方面也推进着护理科学特殊规律的发现。

（二）护理教育学的概念

护理教育学是护理学与教育学交叉结合形成的一门边缘学科，是一门研究

护理领域内教育活动及其规律的应用型学科。它根据社会卫生事业和护理科学发展的规律及特点，运用教育科学的基本原理及方法，研究护理教育活动的基本规律，论述培养符合社会需要的护理专业人才的理论及方法，并探讨护理院校的组织及管理活动的规律与方法。

二、护理教育的发展

（一）国外护理教育的发展历史及现状

1. 国外护理教育的起源

在19世纪中叶以前，世界各国没有正规的护理专业，医院也很少，医疗与护理没有明显的分别，治疗与护理多由教会担任，由修女出于爱心及宗教意识为患者提供生活照料及精神安慰。因此，护理在当时没有科学的内容，也不必接受正规的教育。直到1576年，法国的天主教神父圣·文森保罗（St. Vincent De Paul）在巴黎成立慈善姊妹会，培训为病弱者提供护理的服务者。这种护理教育与宗教及医学教育没有截然地分开，且受教育者大多数是信徒。1798年，美国的席曼博士（Dr. Seaman）在纽约开办了一个有组织的护理课程，但并没有引起足够的重视。1836年，德国牧师西奥多·佛里德尔（P. T. Fliedner）为教会的女执事在凯塞威尔斯城（Kaiserswerth）设立了一个短期护士训练班。

2. 近代正规护理教育的开始

人类历史上正规的护理教育是从南丁格尔时代开始的。南丁格尔于1860年用所得到的巨额奖金在英国伦敦的圣多马医院开办了第一所护士学校，为正规的护理教育奠定了基础。她对学员的入学标准、课程安排、实习及教学的评估、教学管理等都作了明确的规定，其办学宗旨是将护理作为一门科学的职业，采用全新的教育体制及教育模式来培养护士。对于学生的训练，除了安排护理技术科学原理的讲授与实习之外，更注重学生精神纪律的培养，希望培养出诚实善良、具有正直品格和一定专业技术及能力的护理人员。圣多马护校的建立，开创了护理教育的新纪元，标志着护理从此成为一门科学的专业，其办学模式、课程设置及组织管理模式为欧亚大陆的许多护士学校的建立奠定了基础，促进了护理教育的迅速发展。

3. 现代护理教育的发展

现代护理教育的发展历程与各国的经济、文化、教育、宗教、妇女地位及人民生活水平的发展有很大的关系。护理教育的发展在世界各地很不平衡，总体来看，西方的护理教育发展较快。自 1860 年后，欧美许多国家的南丁格尔式的护士学校如雨后春笋般出现。如在美国，1901 年约翰霍普金斯大学开设了专门的护理课程。1924 年耶鲁大学首先成立护理学院。学生毕业后取得护理学士学位，并于 1929 年开设硕士学位。1964 年加州大学旧金山分校开设了第一个护理博士学位课程。1965 年美国护士协会提出，凡是专业护士都应该有学士学位。其间，世界其他国家及地区也创建了许多护士学校及护理学院，使护理教育形成了多层次的完善的教育体制。

（二）中国护理教育的发展历史及现状

自从有了人类社会，就逐渐出现了原始的医药、护理活动。早期的医药和护理是不分的，护理实践是与医药活动联系在一起的；医护教育也是通过口授和医书来传递医护知识和经验的。

1. 中国近代护理教育的发展

1840 年以后，西方医学与护理学随数量可观的传教士、医生及护士传入我国。当时的医院环境、护士的服装、护理的操作规程及护士学校的教科书等都带有浓厚的西方色彩。鸦片战争后，各国的传教士涌入中国，除建立教堂及传教外，还盖了一些医院和学校。1835 年，广东建立了第一所西医医院，两年后以短期训练班的形式培养护士。1884 年，美国护士麦基妮（Elizabeth Mekechnie）在上海成立妇孺医院，开发现代护理工作。1887 年，美国的布恩医师（Dr. Boone）在上海成立护士训练班。1888 年，美国的约翰逊（Ella Johnson）女士在福州成立了中国第一所护士学校，但由于当时的社会风气及历史条件的限制，该校第一班仅有粗识文字的男女学员各一名。1900 年，汉口普爱医院正式设立护士学校。1895 年和 1905 年，北京成立护士训练班及护士职业学校。

1934 年，教育部成立护士教育专门委员会，将护士教育定为高级护士职业教育，招收高中毕业生，学制为3～4年。北京协和医学院与燕京大学、金陵女子文理学院、东吴大学、岭南大学、齐鲁大学等五所大学合办了协和高等护士专科学校。1920—1953年，协和高等护士专科学校为国家培养了一批水平较高的护理师资和护理人才。

2. 中国现代护理教育的发展

1950年在北京召开的全国第一届卫生工作会议对护理专业教育进行了统一规划，将护理专业教育列为中等专业教育之一，并规定了护士学校的招生条件，成立了教材编写委员会，出版了21本有关中等护理专业的教材，为国家培养了大批中等专业护士。

我国在1952年后取消了高等护理教育，其目的是更快更好地培养护理人才，却导致了护理学校教师、护理人员、护理管理人员、护理科研人员青黄不接甚至是后继无人的后果，严重地阻碍了我国护理事业，特别是护理教育的发展。

1966—1976年十年动乱期，护理教育形成断层，全国几乎所有的护士学校均被迫停办、解散或迁往边远地区，校舍及各种教学仪器设备遭到破坏，护理教育基本停滞。

1978年恢复高等院校招生，各医学院校纷纷创办护理大专教育。1983年，教育部与卫生部联合召开会议，决定在全国高等医学院中增设护理专业及专修科，恢复了高等护理教育。1983年，天津医学院率先招收了首届护理学士学位的本科学生。此后，全国其他院校相继成立了护理系或护理学院。

1993年北京医科大学开始招收护理硕士研究生。1994年在美国中华医学基金会的资助下，西安医科大学与北京医科大学、协和医科大学、上海医科大学、中国医科大学、华西医科大学、湖南医科大学及泰国清迈大学联合举办护理研究生班，至今已为中国各护理院校培养了84名护理人才。到目前为止，全国已有十几个护理硕士点。

（三）护理教育的发展趋势

护理是以人为主的专业，护理学是一个不断发展、不断创新的学科，特别是当前正处于一个成果与信息非常流通的时代。护理专业在社会文化、政治、经济及科技等因素的影响下不断地发生变化，护理教育必须作出适当的调整以适应这种变化。

随着社会的进步、科技的发展，护理学的发展将更为迅速。生物—社会环境护理模式将全面主导护理实践，从而使护理工作模式发生一系列的转变，即从以疾病为主导转变为以健康为主导，从以单个病人为中心转变为以各种群体甚至全社会的人群为中心，从以医院为基础转变为以社区为基础，从以治疗疾病为重点转变为以预防保健为重点，从以基本防治与身心健康为目标转变为以身心健全与社会环境的和谐一致为目标。这就对护理教育提出了更高的要求。护理教育的发展趋势主要体现在以下几个方面：

1. 教育理念的辩证统一

教育理念的辩证统一主要体现为发展高等护理教育与经济发展、医学及护理学的进步、社会医疗保健需求的增长相同步，重视专业教育与素质教育，人文教育与科学教育，共性教育与个性教育，知识教育与创造教育，理论教育与实践教育的辩证统一。这种护理教育发展的辩证统一观念将成为护理教育的理论基础。

2. 培养模式的不断改革

人才培养模式的改革是护理教育现代化的关键，其目的是培养知识面广、基础扎实、能力强、素质高的现代化护理人才。根据社会需求，形成基础宽厚、知识结构合理、能力较强、具有较高综合素质的护理人才的培养模式。护理教育的重点将是发展学生提出问题的能力、自学能力、评论知识和护理文化的能力。

3. 多层次的培养体系

随着人口老化、疾病形态改变、家庭结构改变以及民众对医疗保健需求的增加，迫切需要大量大学层次、能独立在各种机构中工作的护理人员。护理教育将向高层次、多方位的方向发展，形成以高等护理教育为主流，不断地完善和提高大专、本科、硕士、博士及博士后的护理教育。同时将更加重视各层次之间的衔接，强化学生的护理专业知识及临床技能，兼顾学生的未来发展及潜力的发挥，培养符合社会护理需要的现代化的护理人才。

4. 课程体系不断完善

现代医学模式对护理教育的课程设置也提出了新的要求，要求课程设置中不仅注重医学基础知识，还应注重社会科学、人文科学、信息科学和行为科学方面的知识。先进国家的护理教育基本能体现现代护理模式的转变，并在一定的护理理论的指导下设置课程，将整体观和系统论运用于护理课程模式之中。如20世纪70年代早期产生了“以病人为中心”的课程模式。80年代初，美国北卡罗来纳大学护校创立了“以健康问题为中心”的课程模式。

在我国，护理教育还没有完全从生物医学模式转向现代医学模式，课程设置也偏向生物医学，而且没有自己独特的理论体系。目前各院校不断进行课程改革，在专业课程中增加了人文科学、预防医学、健康教育等课程，并加强了人际沟通技巧的学习和训练，更好地突出了护理专业的特点。

5. 社区护理教育不断强化

为了适应社会对护理专业的需求，美国于1965年率先开展了开业护士教育项目（Nursing Practitioner)，一般为2年的硕士教育或几个月的硕士后教育，然后通过统一执照考试获得执业资格。开业护士的职责是帮助社区各年龄组的个人及其家庭，为他们提供医疗护理信息，指导他们选择正确的生活方式。开业护士能够独立诊断和治疗常见病，在一定范围内具有处方权。实践证明，开业护士提供的护理服务质量高、病人满意度高、花费低。目前我国也在大力发展社区工作，随着医疗制度改革的不断深入，社区卫生服务机构也将得到进一步的发展。社区护理作为社区卫生服务的重要组成部分，也将成为我国护理教育的发展方向，现在各高校都在加强社区护理的理论及实践的教育，并开设了相关课程。

6. 教育方法及手段多样化

随着教育改革的不断深入以及信息技术的迅猛发展，护理教育的方法和手段也将向多样化、现代化方向发展，将给学生提供更多主动学习的机会，培养具有自学能力、勇于创新的新型护理人才。现代教学手段将逐渐在教学过程中发挥主导作用，如多媒体、网络、训练模拟、虚拟现实技术等，将促进教学方式向全时空、远距离、交互式、个性化、大容量的方向发展。学校可通过电视网提供非临床课，开展座谈讨论、小组辩论、客座讲课、书面或口头测试，这将为更多的护理人员提供学习和深造的机会。

7. 学校教育的国际化及开放化

护理教育与国内外社会生活的联系与融合，日益成为教育的潮流。护理教育的开放性，不仅表现在办学过程中与社会实践、实习相结合，社会医院参与培养过程；还体现在国内外各种教育形式之间的沟通与联系，正规的学校教育可以进行实用性强、灵活多样的短期继续教育，也可以根据社会的需要，与有关的社会机构合作联合培养，以打开社会各界对护理教育的投入和参与的渠道，使护理教育机构能向有志于学习护理的人敞开，实现教育—社会—体化。

8. 教育制度标准化、法制化

护理教育制度不断地向标准化方向发展，如美国高等护理教育学会在1996年制定了“美国高等护理专业教育标准”，并经过几次修改，以规范护理教育。护理教育法制也将进一步完善，在护理法中将对护理教育机构的种类、教学宗旨、专业设置、编制标准、审批程序、护生的入学资格、护士学校的课程设置及考试方法等作出具体的法律规定。有些国家还在护理法中对在职护士进行专科培训的方式、学位授予的资格、继续教育等若干方面作了明确的规定。

三、护理教育的层次结构

我国护理教育的总任务是建立主动适应我国国情的、有中国特色的护理教育体系；培养适应中国卫生事业发展需要的各级各类护理人才。从这个总任务出发，我国护理教育分为不同的层次结构，各层次的任务、学习年限、培养要求及毕业后的工作范围有一定的区别。目前护理专业教育的层次体系结构是：中等护理专科教育、高等护理专科教育、高等护理本科教育及护理研究生教育。

（一）中等护理专科教育

中等护理专科教育的任务是培养临床第一线的中级护理人员，招生对象为初中或高中毕业生。报考的学生必须经过国家统一入学考试，由各学校根据考生德、智、体三方面的全面衡量结果，择优录取。学习的年限一般为3年或4

年。学生毕业时，必须掌握中等教育所必需的文化基础、专业基础知识及实际操作技能；具有对常见病、多发病及危重病人进行观察、应急处理及身心护理的能力；具有基本的社会保健知识。毕业后通过国家的护理执业考试，并取得相应的执照后，能在各级医院独立从事临床护理、卫生宣教及疾病防治等方面的工作。

随着我国护理教育的不断发展及社会对护理专业需求的不断提高，当前的中等护理专科教育已经不能适应护理模式的要求及社会的需求，多数护理院校已逐步取消了中等护理专科教育，只有少数院校根据当地的需要保留了中等护理专科教育。

（二）高等护理专科教育

高等护理专科教育的任务是培养具有临床实际工作能力的高级护理人员。教育的办学形式多样，有独立的高等护理专科学校，有普通大学的护理学院内设立的专科，也有夜大学、职工大学、函授大学及自学考试等多种办学形式。一般招生对象为高中毕业生或具有同等学力的青年男女。学习年限一般为2～3年，毕业后发给专科毕业证书。学生毕业时，要求在掌握本专业的基础理论、基本知识及基本技能的基础上，提高专科护理理论及技能水平，掌握本专业的新知识、新技术，具有初级的护理管理、预防保健及护理教学的能力，初步掌握护理科研知识，具有应用护理科研成果的能力。

（三）高等护理本科教育

高等护理本科教育是我国多层次护理教育体系中的一个重要的核心层次。其任务是培养既具有一定的临床实际工作能力，又具有一定的管理、教学及科研能力的高级护理人才。一般由各医科大学或普通大学的护理学院（系）实施高等本科教育。目前我国的本科高等护理教育具有两种形式，一是高中毕业后通过国家的统一入学考试，进入护理学院学习，学制一般为4～5年；二是取得高等护理专科文凭的护士通过自学考试或全日制专科转本科学习，学习年限一般为2～3年。学生毕业时要求掌握医学基础、临床医学的基础知识、护理学的基本理论和技能，具有一定的教育、管理和科研能力，毕业后能从事临床护理、护理教育和护理管理等方面的工作。学生学习合格，毕业时发给毕业证书，并按照国务院学位管理条例的规定，授予医学学士或护理学学士学位。

（四）护理研究生教育

1. 硕士研究生教育

硕士研究生教育是护理研究生教育的第一阶段，其任务是培养掌握丰富的自然科学、基础医学、临床医学和护理学的理论知识，能熟练掌握护理操作技能，有广泛的社会科学知识，有较强的护理教育、护理管理和护理科研能力的高级护理人才。学生毕业后能独立从事高等护理教育、护理管理及护理科研工作，也可成为临床护理、社区护理或预防保健等方面的护理专家。

我国实施护理硕士研究生教育的机构主要是高等医学院校或普通院校的护理学院（系）。招生对象是高等护理院校本科毕业生或具有同等学力者。经过全国统一研究生考试录取，学习年限一般为3年。学习期间，由指导教师按照研究生的培养目标，制订本专业的培养计划及培养方案。方案及计划对研究生的素质、专业要求、研究方向、必修及选修课程、时间安排、指导方式、培养方法及考核和完成学位论文的期限等都作了明确、具体的规定。研究生经过硕士学位课程的学习，考试、考查合格，完成科研课程及学位论文，经答辩委员会通过，报国家授权的硕士学位评定委员会审核批准，授予硕士学位，发给其学位证书。

2. 博士研究生教育

博士研究生教育是研究生教育的第二阶段，其任务是培养在本门学科领域掌握坚实宽厚的基础理论和系统深入的专门知识，具有独立从事科学研究工作的能力，在科研或专门的技术上作出创造性成果的高级护理人员。博士研究生毕业后，一般能够成为学科的带头人和各学科的技术骨干。入学对象是已经获得硕士学位或具有相当水平的护理人员，经过国家统一入学考试录取，学习年限一般为2~3年。学习期间必须完成所规定的博士学位课程，通过考试，成绩合格，在导师的指导下完成科研课题，写出博士论文，通过论文答辩，报国家授权单位的博士学位评定委员会批准，授予博士学位。

目前西方的护理博士研究生教育主要有两种形式：护理科学博士

（D. N. Sc）和护理哲学博士（Ph. D）。护理科学博士注重培养高级临床护理实践者及临床护理专家，注重学生临床科学研究及解决临床实际问题能力的培养。护理哲学博士注重培养具有科学研究和发展护理理论的理论型研究人才。我国护理博士研究生教育尚在起步阶段，还有待进一步的研究。

第三节　护理教师的专业价值和素质

护理教师是护理教育活动的直接组织者和实施者，是完成护理教育任务的基本力量。没有一支高水平的教师队伍，培养高质量的护理人才是不可能的。因此，正确认识护理教师的作用、护理教师工作的特点、护理教师应具有的职业道德与素养，研究探索护理教师培养提高的方法与途径，对于搞好护理教师队伍建设，提高护理教育质量具有十分重要的意义。

一、护理教师的作用

护理教师在社会发展中的作用可归纳为以下几个方面：

（一）护理知识的传播者、创造者

护理教师是护理知识与经验的传播者，对护理学科的发展起着桥梁和推动作用。人类通过生育传递生命，通过教育传递文明。护理专业教师闻道在先，掌握较多的专业科学知识，并且具有一定的教育经验和技能，因而可以在一定时间里将护理专业科学知识通过一定的方式方法传授给学生，使护理知识得以传承。护理教师又是护理新知识的创造者，他们不断融会、改造古今中外护理理论与技术，不断地创造新的护理思想、护理理论、护理技术，对护理实践有极大的推动与促进作用。

（二）新一代护理人员的塑造者、培育者

护理教师担负着为社会培养专门职业人才的重任。护理专业教师的使命不

仅仅是“教书”，更为重要的是通过自己的工作来“育人”，这一工作使命直接关系到护生综合素质的提高。护理教师面对的受教育者大多是20岁左右的青年，他们正处于长身体、长知识、逐步形成世界观的关键时期。而教师自身的素质修养可以通过师生交往对学生的成长造成有形和无形的影响，也就是说，教师对学生传授知识的过程是师生之间在知识、思想、意志、感情和道德等方面进行复杂而微妙的相互影响的过程。“德高为师，身正为范”，教师的高尚师德对学生具有吸引和感化作用，“其身正，不令而行；其身不正，虽令不从”强调的就是这个道理。因此，护理教师在教学过程中，应时刻注意通过自己的言行举止、思想观念和价值取向等示范性地引导和感染学生、培养学生，使之具有高尚的道德品格及良好的职业修养。

二、护理教师的素质

（一）护理教师的职业道德

护理教师的职业道德是护理教师从事护理教育工作时应当遵循的行为准则和规范。在社会主义条件下，护理教师的职业道德与社会主义道德规范保持一致，又有其与护理教育职业相联系的特点。护理教师的职业道德主要包括以下几个方面：

1. 热爱护理，忠诚教育

热爱护理专业，忠诚于护理教育事业，既是一个道德信念，也是护理教师最崇高的美德。它以坚定的共产主义理想、乐观的人生态度和高度的社会责任感为基础并成为实现其他道德准则的前提。忠诚于护理教育事业是护理教师处理个人与国家、个人与人民之间的关系时应遵循的行为准则；热爱护理教育事业是护理教师热爱祖国、热爱人民的集中表现和实际行动，它既是护理教师整体崇高声誉的重要标志，又是每个护理教师做好护理教育工作的动力。

2. 尽心尽责，无私奉献

高度的责任心和无私奉献的精神是护理教师做好护理教育工作的强大动力。护理教师的责任感在于自觉地把培养高质量的护理人才作为自己神圣的天职，尽心尽责，勤勤恳恳，不计较个人得失，把自己全部心血献给自己所从事的护理教育事业。

3. 热爱学生，有教无类

热爱学生是教师职业道德的核心，是教师最崇高的道德感情，是教师处理师生关系的行为准则。教师无私地热爱学生首先体现在贡献自己全部的聪明才智，用心血培养学生。他们不图索取，唯有培养学生成才才是他们最大的乐趣，正所谓“桃李不言，下自成蹊”。他们对学生无私的爱是理智的公平的爱。这种强烈的理智感不仅能激励学生积极进取，而且必将培养出他们献身社会的赤诚情怀。学生是教师的教育对象，如果教师失去了对学生的热爱和关心，就失去了做好教育工作的重要前提。热爱学生必须对学生一视同仁，尊重学生的人格，不伤害学生的自尊心。这一道德准则既是社会主义社会中新型的人与人关系在师生关系中的具体体现，又是建立民主、平等、亲密的师生关系，促使学生健康成长的重要条件。热爱学生必须信任学生，信任也是一种教育力量。要相信每一个学生经过教育都是能够进步的。对犯错误的学生要充分理解他们，信任他们，引导他们改正错误。热爱学生更要关心学生，不以感情亲疏、个人好恶和学生品德优劣而区别对待。实践证明，教师对学生的关心和了解，可以开启学生的心灵，密切师生的情感，增加学生学习的兴趣，提高护理教育的质量。热爱学生也要严格要求学生。教师的爱不完全等同于母爱。教师对学生的爱既表现出强烈的感情色彩，又表现出清晰的理智性、长远的目的性。因此，护理教师热爱学生最根本的体现就是使学生在思想品德、专业技能上都能健康成长，成为能适应社会需要、现代护理事业需要的专门人才。当然，严格要求并不是越严越好，而应严而有度、严而有理、严而有情。

4. 以身作则，为人师表

我国著名教育家叶圣陶说过这样一句话：“教育工作者的全部工作就是为人师表。”这里充分强调了为人师表的重要地位。为人师表就是指教师在各方面都应成为学生的表率，这是教师职业道德的核心。教师不仅用自己的学识育人，更重要的是用自己的品格来影响人，没有任何东西能替代人格在教育中的作用。正因为教师职业可以直接以自己的品格潜移默化地影响学生的品格，所以教师要强化为人师表的意识，在品德学识和言行举止等方面言传身教。这种表率作用是任何其他教育因素都无法代替的。因此，护理教师在任何情况下都要严格要求自己，在品德修养、学识才能、言语习惯、作风仪表、道德情操、工作态度、生活方式等方面“以身立教”，成为学生的表率。

5. 学而不厌，努力进取

护理教师要教好学生，向学生传授系统的科学文化知识，使学生掌握从事护理工作的真才实学，就必须具有广博的知识，精通自己所授学科的知识。因为教学不是简单地传授知识，而是一种创造性工作，照本宣科的教学方法不会有好的教学效果。当代科学技术飞速发展，新兴科学领域不断开拓，知识更新速度加快，学科间联系加强，这就促使护理教师必须努力学习，刻苦钻研，不断丰富自己。另一方面，教育不仅是一门科学，而且是一种艺术，需要教师通晓教育理论，懂得教育规律，掌握教育技巧，不断提高自己的教学能力与教学水平。

6. 尊重信任，团结协作

学生的成长与全面发展，有赖于教师集体的共同努力。因此，护理教师要正确处理好与其他教师以及与教师集体的关系。这不仅反映了护理教师本人的道德水准，而且还直接影响教育效果。尊重信任其他教师，首先是尊重其他教师的人格和声誉，应坚决抛弃因个人恩怨而相互诋毁的行为。其次，要尊重其他教师的工作，注意克服文人相轻、相互猜疑、相互贬低的旧习气，全面树立相互尊重、相互信任的新道德。在护理教育过程中，教师之间相互协作是经常的、多方面的，有各科教师之间的配合，有与教学管理、行政人员的配合等。在护理教育教学工作中，教师之间应经常交流、相互支持、相互配合、团结协作，这是护理教育取得卓越成绩的必要条件。护理院校的教师集体是担负共同的教育任务的复杂整体。要使这个整体成为统一的整体并有效地工作，所有成员力量协调一致是非常必要的。教师集体中每个成员不仅要对自己的本职工作负责，同时又共同对整个事业负责。要依靠教师集体的力量与智慧，解决护理教育教学过程中出现的各种新问题。

（二）护理教师的知识结构

完善的知识结构是护理教师做好本职工作的一个重要条件。一名合格的护理专业教师应具备的知识结构包括：

1. 广泛而深厚的科学文化基础知识

护理教师应有深厚的文化修养。首先是因为各门学科的知识都不是孤立的，随着现代科学技术的迅速发展，它们之间的联系日趋密切，护理教师必须把握这一趋势；其次，成长中的青年学生求知欲强，信息渠道广，他们提出的问题不仅广泛而且具有一定深度。护理教师只有掌握广泛、深厚的科学文化基础知识，才可能为学生提供获得多方面知识的机会。

2. 系统而精深的专业学科知识

护理教师必须精通所教学科的基础知识，熟悉学科的基本结构和各部分知识间的内在联系，了解学科发展的历史、现状、未来趋势和最新研究成果，以及与邻近学科的关系，护理教师所掌握的学科知识必须大大超过教学大纲的要求，只有“资之深”，才能“取之左右而逢其源”，才可能使学生在护理学领域达到较高的水平，掌握今后从事护理工作的真才实学。

3. 全面而准确的教育科学与心理科学知识

教育科学与心理科学知识是护理教师工作的工具，要使各种基础和专业知识内化为学生个体的智慧，就必须按照教育科学和心理科学所揭示的教育规律和学生身心发展的规律，指导自己的教学实践，使教育、教学真正有效地影响学生，使学生各种潜能得以充分发展。

（三）护理教师的能力结构

护理教师的能力结构主要由四方面组成：

1. 组织管理能力

组织管理能力是护理教师能力结构的重要组成部分。护理教师是护理教学活动的组织者。要使护理教育、教学活动系统有序地开展，护理教师必须具备多方面的组织管理能力，包括组织课堂教学、临床见习和教学的能力，组织学生集体的能力，维持正常教学秩序和纪律的能力，组织和加工教材的能力等。

2. 语言表达能力

语言表达能力是教师必须具备的基本功之一，主要包括口头表达能力和书面表达能力两方面。护理教师的口头表达能力包括科学准确地选择字和词的能力，防止词不达意；熟练使用规范语法的能力，防止产生误解；对表达内容进行选择组合的能力，使自己的语言合乎学生的理解水平；善于运用不同语速、语调与节奏的能力，使之能准确表达自己想要表达的思想感情，引起学生情感共鸣，并便于学生理解、记录。护理教师的书面表达能力包括书写文字清晰、准确、流利，板书布置整洁、巧妙，写出的评语、总结、文章等简明、准确、生动。

3. 自我调控能力

护理教师的自我调控能力包括两方面：其一是根据客观需要调整自己工作结构的能力，如在护理教育、教学工作中根据社会需要、科技发展及学生反馈不断调控教育计划、教育内容及教育方法和善于处理教育过程中各种偶发事件的能力。其二是调控自身的心境、情绪和情感的能力，使自己在学生面前始终处于最佳心理状态，以愉快、乐观、奋发向上的精神状态去感染学生。

4. 研究能力

与其他学科相比，护理学科在科学研究方面比较薄弱，虽然与一些客观条件的限制有关，然而更主要的原因是护理教师科研能力薄弱。因此，通过对护理教师研究能力的要求，可以促进护理科研的开展，从而推动护理学科的发展。护理专业教师必须具备一定的教育科学研究能力，研究教育、研究教学、研究学生以及护理理论与实践，从单纯的“教书匠”转向“研究者”。

（四）护理教师的心理品质

心理品质是指一个人在心理过程和个性心理特征两方面所表现出来的本质特征。卓越的心理品质是教育机制赖以产生的基础，是教育艺术得以发展的摇篮。护理教师的职业特点及在护理教育活动中长期扮演的角色，使其逐渐形成特有的心理品质。这些心理品质不仅能推动他们积极有成效地工作，而且还直接影响学生人格的健康发展。

1. 敏锐的感知力

感知力即调动各种器官去认识客观世界的能力。敏锐的感知力是教师搞好教育工作不可缺少的心理品质。教师在课堂教学过程中，既要面对众多学生讲好教学内容，还要眼观六路，随时巧妙处理各种突发事件，这就要求他们具备良好而敏锐的感知力，善于分配注意力，敏锐观察，准确判断，及时反应。护理教师要善于发现、了解学生的各种困难、需要和情感反应，能敏锐地捕捉非语言线索，分辨学生对教学的理解水平与需要水平，根据学生不甚明显的外部表现，判断学生的内心体验、疑难所在和情绪状况。护理教师要独具慧眼，从目前表现平平的学生中，发现有巨大发展潜力的人才。感知力还包括移情理解，移情理解是指护理教师应能够深入学生的内心，站在学生的位置上，觉察他们的知觉，体验他们的情感，从而设身处地为学生着想。

2. 准确的记忆力

记忆是整个心理生活的基本条件，一切智慧的根源都在于记忆。作为优秀教师，应该具有准确、长久而又牢固的记忆力。教师要向学生传授知识，首先要用知识武装自己，在教学过程中，教师既要遵循课本，又要高于课本，加深、扩大教材，这就要求教师要有渊博的知识，博览广收，不断地把新的知识和信息纳入已有的知识体系中，而要做到这些就必须加强学习和重视记忆。

3. 丰富的创造力

心理学研究表明：从事任何活动包括教学，都必须首先确立定向基础，即在从事活动之前，一个人能想象出活动过程本身及其结果，这样有利于活动的顺利完成。教师在授课之前就可以按照教学目的和要求赋予教学以生动的想象，以至于对整个教学过程及其教学效果心中有数。在想象的激励下，教师可以更深刻地领会教材，对教材烂熟于心，授课时就会情意浓烈、感受深刻、思路宽广、内容活跃、形象逼真，用丰富的想象去加深学生的理解，变死的知识为活的知识。在这个需要每个人都发挥自己的创造力的社会里，通过想象还能够提高教学活动的创造性，因为教学活动是一种复杂的脑力劳动，教师创造性地教，并引导学生创造性地学，在想象的积极参与下，有助于很好地完成教学任务。优秀教师应该发挥创造性思维能力，并运用深入浅出的哲理、生动形象的语言、周密细致的逻辑以及循序渐进的训练计划这一系列教学工作的重要环节所构成的创造性思维链条，才能把千百年来创造与积累的科学文化知识巧妙地组织成为适合接受的各种知识体系。教师每进行一次这样的创造性思维，都闪烁着教育机智，意味着向教育艺术境界迈进了一步。

4. 坚强的意志力

意志是行为的杠杆，对人的活动起着支配和调节作用。教师长年累月刻苦学习、勤奋工作、锲而不舍，都有意志的参与。爱因斯坦指出：“优秀的性格和钢铁般的意志力比智慧和博学更加重要。”教学的特点决定了教师的工作大部分是个体的、内潜的、无形的，带有一定研究性和创造性的活动，教学是一个使学生由不知到知的思维转化过程，需要教师付出大量的心血和劳动。刚强的意志力是教师战胜主客观困难，创造性地完成教育教学工作的耐力要求。这种意志力要求教师必须能坚决果断地处理教育教学中出现的各种问题，必须善于控制自己的情感和约束自己的言行。教师这一职业对从业者的要求有很多，其中重要的一条就是自制。在教育教学实践中存在着主客观方面的许多困难，教师如果没有坚韧的毅力，就不能圆满地完成工作任务。教师工作矛盾很多，只有知难而进才能取得理想的教育效果。

5. 豁达的心胸

教师职业的特点决定了他们注定要在平凡的工作中默默地奉献着自己的青春，用生命之火照亮学生前进的征程。学生带给教师的是各种各样的生活乐章，其中不乏愉快的曲调和枯燥的音阶。能面对与接受愉快曲调反映的是教师高尚的情怀，但同时也能欣然接受枯燥的音阶，这才是教师胸怀宽广的体现。护理教师应能接纳来自学生的与自己不同的看法和见解、思想和情感以及价值观念，理解学生不同于自己原有参照系的行为，与他们和睦相处。在与学生的交流中，教学相长，不断提高教学水平。

6. 充沛的情感

情感是人心理生活的一个重要方面，与人的意识紧密联系着，对人的行为起着重要作用。一个人的思想只有在情感渗透时才能得到力量，引起积极的注意、记忆、思考，并能克服一切困难。情感也是一个人努力工作的动因，可以激励个体激情满怀、奋力拼搏、勇往直前。作为优秀教师，应该有着充沛而有爆发力的情感，在日常生活中，注意陶冶自己的情操，丰富并控制自己的情感。而且教师的情感是一种无声的语言，也是一种强大的力量，所谓有个性的教学，就是要求教师带着自己的感情去授课，从而唤起学生情感上的共鸣，使教学达到一种较高的境界。

7. 良好的性格

心理学家认为，性格是表现在人对现实的态度和行动方式中的比较稳定和独特的心理特征的总和。其中人对现实的态度表现在对事、对人和对自己三个方面。教师对人的态度中，最重要的是对学生的态度，开朗、幽默的性格直接影响着学生的性格及人格的塑造，据有关部门调查，深受学生欢迎的就是这种性格的教师。关于教师性格对学生的影响，心理学家勒渥（Lew）进一步研究认为，教师的性格在认知、态度和情感三个方面直接影响学生。他指出：理想的性格，可以帮助创造和维持一种舒适而有动力的学习气氛；教师和学生性格的相互作用将影响学生对教师及其所教课程和他所在学校的态度，因此可以假定学生对教师的态度是教师性格的函数，在情感方面，教师性格与教学密切相关。一般情况下，教师对学生常以认知为取向，而学生对教师则往往以情感为取向。可以这样说，教师美好的性格塑造着学生美好的心灵。

三、护理教师的工作特点

任何工作都有其自身的特点，认识护理教师的工作特点，才能深刻认识护理教师，概括起来，护理教师的工作具有以下特点：

（一）高度责任感

护理教育事业是关系人类健康的今天和未来的事业。护理教育的成功常常影响社会卫生保健事业的进步与发展、人类生活与生存质量的提高，因而社会与人民对护理教师寄予重望。护理教师是直接从事卫生保健专业人才培养工作的，其工作将直接关系到学生的身心发展和事业前途，因而家长和学生本人也对护理教师寄予较高期望。社会、家长、学生的期望在护理教师身上转变成一种高度的责任感后，会给护理教师带来很大的心理压力，特别是在选择竞争的条件下，这种压力就更大。这种高度责任感要求护理教师始终必须兢兢业业地工作，不能有丝毫满足与放松。

（二）工作的复杂性

护理教师工作的复杂性是由教育对象及护理教育过程本身的特点决定的。护理教师在传播护理教育内容时不仅要有深厚扎实的专业知识基础，还要具备高超的教育技巧，才能保证教学内容正确和教学效果良好。护理教育的工作对象在身心特点、气质、特长、发展倾向上是各不相同的，并且是在工作过程中不断变化的，这就使得护理教师的工作不能像工人那样有统一的模具、统一的操作规程，就能生产出优质产品，而是受到许多经常变动的不可控因素的影响。学校不是与世隔绝的封闭体，学生在接受护理教育的同时，还接受来自家庭、社会和同学等方面的影响，这些影响常常不一致，甚至出现相悖的情况，这就大大增加了护理教师工作的复杂性，不仅要求教师精通对学生的工作，还必须善于利用有利的校内外影响，排斥、转化、抵御不利的校内外影响。护理教师工作的复杂性就在于它在任何时候都应当是科学与艺术、情感与技巧的完美统一。

（三）工作的繁重性

护理教师担负着多方面的任务，他们既要关心学生专业学习的进步，又要关心学生政治思想的提高、职业道德的养成和身体健康；既要在课内向学生传授护理科学知识，又要在课余组织学生开展丰富多彩、形式多样的第二课堂活动，发展学生的兴趣、爱好、才能；既要全面指导学生校内的学习和生活，也要关心他们校外的交往和活动；既要完成课堂教学任务，又要从事临床调查研究，开展护理科学研究，这些繁重的任务耗费了护理教师大量的心血和精力。护理教师工作的繁重性，还表现在无限量的时空要求上。在时间上，教师不能像工人一样，一到点就可以交接班，教师工作没有上下班的严格界限；在空间上，教师工作的地点没有校内外的明确划分，只要有学生的地方，就是教师工作的场所，班上、班下、校内、校外都可以成为护理教师工作的空间。人的无限性的发展向教师提出了无限量的时间空间要求。

（四）工作的长期性

首先，人的成长不是在短时间内完成的，无论是一种知识的掌握，还是道德观念、行为习惯的养成，都需要一个长期反复的过程，这就需要教师付出长期的努力。其次，通过护理教师的工作，把教育对象培养成社会所需要的护理人才，需要较长的周期。教育规律表明，护理教育工作的效果不是立竿见影的，它需要一个积累的过程。护理教师工作质量的好坏，往往要等到学生走入社会，走上护理工作岗位后才能得到检验，这就决定了护理教师的工作是一种潜在形式的工作。也由于教师工作的长期性决定教师工作不仅要从当前社会需要出发，而且还应从一个周期工作结束时的社会需要出发考虑，教师的工作总是指向未来的。

（五）工作的创造性

护理教育有原则可循，但无框架可套；护理教育有方法可依，但无定法可抄。护理教育内容不同，护理教育对象不同，护理教育条件和护理教师水平不同，所运用的护理教育原则、方法就有所不同。同样的护理教育原则、方法，在一种情况下适用，到另一种情况下可能完全不适用。因此，护理教师必须根据不同情况，创造性地选择、运用教育的原则和方法，并经常探索新的、行之有效的护理教育原则和方法。世界上没有两个人的内心世界是完全相同的，即使是同一个人，在不同的时间和条件下，内心世界也会有所不同。这就决定了护理教师要想取得好的工作成绩，就不能墨守成规，而必须不断探索创新，因人而异、因时而异、因地而异地选择和创造新的护理教育方式和方法。要针对具体教育对象的实际，灵活地、创造性地解决问题。教育机智是对突发性教育情景作出迅速恰当处理的随机应变能力。教育工作不是千篇一律的，教育条件不可能毫无差异地重复出现。在师生交互作用中，教育情景往往难于控制，预料不到的情况随时可能发生。护理教师要善于捕捉护理教育情景中的细微变化，迅速、机敏地采取适当措施，并创造性地利用突然发生的情况把教育活动引向深入。

（六）工作的示范性

护理教育工作与其他工作最大的不同点，就在于教师主要是用自己的思想、意识和言行，通过示范方式去直接影响工作对象的。第斯多惠说：“教师本人是学校最重要的师表，是最直观的、最有效益的模范，是学生最活生生的榜样。”任何一个教师不管他是否意识到，不管是否自觉，他都在对学生进行示范。护理教师工作的示范性主要表现在无论是传授护理知识技能，还是思想品德、职业道德，凡是要求学生做到的，教师都要明确作出示范。此外，护理教师的思维方式、学习方法、个性品质，都在潜移默化地影响学生。护理教师在引导学生认识客观世界的同时，自己也作为其中的一部分出现在学生面前，参与学生的认识过程。护理教师要想取得好的教育效果，就必须用真挚的感情和优良的个性品质去打动学生的心灵。要善于理解学生、关心学生、启迪学生。教师面对的是人，失去感染力的教师，必然失去第一流的教育工作。

第四节 护理教学的心理学基础

教育过程中包含着许多复杂的心理因素，心理学的研究为科学地培养及教育学生提供了重要的理论依据。为培养具有宽厚的医学、护理、人文社会等知识和规范熟练操作技能的护理专业人才，护理教学必须参考和借鉴教育心理学，把握护理学习的实质，充分了解各种学习理论，遵循护理学生学习的基本规律，不断改进教学策略，提高教学质量。

一、学习的分类与护理教学

国内外教育心理学界根据不同的教学目的和标准，对学习类型进行了不同的分类。美国教育心理学家加涅（R. M. Gagne）根据学习结果的不同，将学习划分为五类：言语信息、智慧技能、认知策略、动作技能和态度的学习。

1. 言语信息

言语信息有时又称言语知识，实际上是指人用语言来表述信息的能力。加涅认为言语信息的学习不但应使人能将学过的东西逐字逐句地回忆出来，而且要用自己的语言表达出来。根据言语信息本身所具有的不同复杂程度，可以区分出三类不同的言语信息形式：符号学习、事实学习和有组织的言语信息学习。

2. 智慧技能

智慧技能的实质是人们应用符号办事的能力。由简单到复杂可以细化为辨别、概念、规则和高级规则。运用概念、规则办事的能力就是技能的本质。

3. 认知策略

认知策略是一种特殊的智慧技能，它与智慧技能的区别是：智慧技能是个体学会使用符号与环境发生作用，是处理外部世界的能力，而认知策略是对内组织的技能，它的功能是调节监控概念和规则的使用，是处理内部世界的能力，是个体对认知过程进行调节与控制的能力。认知策略使用的先决条件是具备相应的智慧技能。

4. 动作技能

动作技能有两个成分：一是一套操作规则，二是肌肉协调能力。动作技能的学习就是使一套操作规则支配人的肌肉并使之协调，是指个体不仅仅完成某种规定的动作，而且将这些动作组织起来构成流畅、合规则和准确的整体行为。

5. 态度

态度是个体对特定对象的总的评价和稳定性的反应倾向。它是通过学习而建立起来的一种影响人选择自己行动的内部状态。态度包括认知、情感和行为三种成分。

结合当代认知心理学家安德森（J. R. Anderson）的知识划分标准，加涅的五个学习类型又可以合并成陈述性知识学习、程序性知识学习和态度学习三个方面。

二、陈述性知识的护理教学

（一）陈述性知识的含义

陈述性知识（Declarative Knowledge）主要说明事物“是什么”、“为什么”、“怎么样”等问题，如“心理护理是什么”、“褥疮是如何产生的”等。这种知识具有静态的性质，相当于加涅提出的言语信息。陈述性知识的最重要的部分是概念和规则。概念反映事物的本质属性，规则反映概念之间的必然联系。在护理学习中，陈述性知识广泛存在于基础阶段和临床理论的学习中。陈述性知识的掌握程度是学生操作技能形成、智力提高和态度改善的前提和重要条件，也是临床思维形成的工具。因此，我们应重视陈述性知识的教学。

陈述性知识学习过程是新学习的内容与学生原有的认知结构发生相互作用

后，赋予个体心理意义的过程。陈述性知识学习的关键是学生能够理解概念和规则的意义。陈述性知识的学习过程能否顺利完成，必须依赖一定的外部和内部条件。①外部条件指学习材料本身应该具有逻辑意义，应在个体学习范围内，学习者在心理上具有理解它的可能性，否则只能产生无意义或机械的学习。②内部条件是学生自身因素，至少包括两方面：一是学生要具有意义学习的心向。心向指学生能够积极主动地把新旧知识加以联系的倾向。二是学生原有的认知结构中必须具有同化新知识的适当观念。这些观念提供同新知识产生联系的可能性。

（二）陈述性知识的教学策略

1. 学习材料具有逻辑意义

正如前面所述，为保证陈述性知识学习有效进行，教师提供的材料一定要有逻辑联系，即对护理学生来说的，材料具有理解的可能性。如果教学中，教师违背学生学习的规律，随意提供一些毫无联系的事实、命题或原则，学生不能理解，只能死记硬背。当然，在呈现逻辑材料的同时，教师还要注意调动学生的心向，从而促使学生积极主动地寻找新旧知识之间的逻辑联系，促进陈述性知识的掌握。

2. 根据学生的知识储备确定教学起点

学生已经储备的知识经验，不仅是过渡到新知识的桥梁，而且是理解新知识的基础。因此，教师在护理教学中，要根据学生知识经验的储备状况，确定教学的起点，遵循从已知到未知、循序渐进的原则，注意新旧知识之间的对比和过渡，以激活原知识，同时促进学生对新知识的理解。

3. 运用直观材料或实际操作

学生对远离生活的抽象概念和规则的理解往往存在困难，必须借助直观材料或感性材料才能理解。因此，在护理教学中，教师要尽可能地运用挂图、标本等直观材料，或者让学生尽早接触临床、观摩病房护理，帮助他们理解抽象的概念和规则，达到对陈述性知识的掌握。

4. 提供丰富多彩的变式

变式是指概念或规则的正例在无关特征上的变化，其目的是突出概念和规则的本质特征。变式运用的关键是要注意其典型性、正确性，帮助学生摆脱感性经验的片面、消极影响，使学生对概念和规则的认知更精确、稳定，更易于灵活运用。

5. 科学地进行比较

比较是帮助学生认识新旧知识异同的主要方法。科学的比较需要做到：首先要确立比较的标准，没有标准就不能进行比较。其次要采用正确的比较方法，如对相似、相近、相关知识的比较，宜采用同时比较；对发展变化的比较，宜采用前后比较。

6. 使用肯定和否定实例

概念和规则的肯定实例传递了最符合概念定义的特征，最能概括规则信息。在护理概念、规则的教学中，最好一方面按照由易到难的顺序同时呈现若干个彼此不相同的肯定实例，以使学生真正掌握；另一方面，也应举些否定实例，将肯定实例和否定实例进行对比。

7. 构建概念和规则的体系

按照认知心理学观点，不同的概念与规则都是按照内在的关系组成层次结构的。这些层次结构有利于对旧知识的激活和对新知识的掌握。因此，护理教师要帮助学生构建概念与规则的体系，引导学生进行横向比较，实现新旧知识的衔接和不同学科知识的融会贯通。

三、程序性知识的护理教学

（一）程序性知识的含义

程序性知识（Procedural Knowledge）是个人没有有意识地提取线索，只能借助某种作业形式间接推论其存在的知识。它是一套办事的操作步骤，是关于“怎么办”的知识，其实质是技能。加涅提出的智慧技能、动作技能和认知策略均属于此类知识。其基本结构是动作或产生式。动作技能的教学在后面的相关章节中有专门介绍，故在此略过。

（二）程序性知识的护理教学

1. 智慧技能的护理教学

智慧技能是将已经习得的知觉模式、概念和规则运用于实际情境，顺利完成任务的能力。苏联心理学家加里培林认为，智慧活动是外部的、物质活动的反映，是外部物质活动向内在反应方面发展，经历外部言语向内部言语转化的过程。认知心理学家西蒙等人主张智慧技能是一系列“如果……（有什么条件）那么……（就有什么行动）”的产生式系统程序。为此，护理教师在培养学生智慧技能的过程中需要重视如下方面：

（1）帮助学生形成条件化知识，掌握产生式规则。产生式（Production）是一种以“如果/则”（if/then）形式编码的“条件—行动”规则（Condition-Action 规则，简称 C-A 规则）。当一个产生式的活动为另一个产生式的运行创造了所需的条件时，就组合成产生式系统，从而最终形成智慧技能。因此智慧技能形成的关键是形成条件化知识。护理教师要帮助学生形成条件化知识，一方面通过具体事例提供解决问题的条件和行动的解题程序；另一方面向学生呈现与实际生活背景相似的知识，提高智慧技能的迁移能力。

（2）促进产生式知识的自动化，熟练解决问题。条件行动的产生式知识必须经过练习才能达到自动化程度，变成一种智慧技能。研究“专家—新手”结果表明，专家比新手的智慧技能更具有高度自动化、简约化。因此，护理教师对学生的智慧技能培养，要创造条件，提供学生练习的机会，增加学生产生式的训练，促进自动化的形成。

（3）训练学生言语表达能力，以使智慧活动内化。研究表明，言语活动能体现人们的内部思维水平，减少思维的盲目性，使注意力成为集中于解决问题的关键因素，提高解决问题的速度和迁移水平。因此，护理教师要创造一个民主、宽松的课堂环境，使学生喜欢、愿意和敢于进行言语表达。要加强学生的言语表达训练，促进学生智慧活动内化，促进其思维水平的提高。

2. 认知策略的护理教学

认知策略是学生内部组织起来的调控学习、思维等活动的程序性知识，包括注意中策略、编码策略、组织策略和问题解决策略等类型。因它具有内控性，无法从外部直接观察到，所以难以通过直观演示的方法教给学生；因涉及的概念、规则概括性强，在应用上有很大的灵活性，所以难以通过短期教学和训练取得明显效果，需要经历长期、反复练习。在护理教学中培养学生良好的认知策略可采取如下方法：

（1）培养学生树立正确的学习动机。研究表明，学生的动机决定其选择的策略和使用策略的效果。外部动机学生选择使用机械学习的策略，内部动机学生倾向于使用意义学习的策略；动机强的学生倾向于经常使用习得的策略，动机弱的学生对策略使用不敏感。因此，护理教师在认知策略的教学中，应根据学习动机的原理，注意培养学生树立正确的学习动机。

（2）丰富学生的知识背景。认知策略的应用离不开被认知的信息本身，丰富的知识背景为认知策略的形成提供了基础，同时又促进了学生认知策略的应用。所以，护理教师要提高学生运用认知策略的能力，必须确保学生已经具备所需要的背景知识。在教授新的内容之前，先进行诊断性评价，了解学生达到新目标的知识和策略水平，并针对其知识背景不足的情况给予补充和扩大相应知识经验，以帮助学生掌握新内容。在讲述难度大的问题时，可以通过回忆等方式促进新旧知识的结合，达到获得良好认知策略的效果。

（3）结合学科教学，进行认知策略训练。护理教师在教学中应该遵循意义学习的规则，为学生提供学习知识和学习方法的指导。应帮助学生熟悉学科的基本理论、认识论与方法论方面的特点，掌握学科独特的认知策略，把训练的重点放在学科问题解决的逻辑推理与策略及有效解决问题的一般原则上。

（4）培养学生批判性思维的能力与习惯。护理教师在教学中应注意通过提问、讨论、辩论和撰写论文等多种形式，培养学生养成准确地用自己的语言阐释问题的习惯和对任何事物都具有不断发现问题、提出疑义的能力。

（5）为学生创造适当的课堂气氛。宽松、和谐的课堂气氛能使学生产生安全感，有助于激发学生积极思考，大胆发表自己的观点，开展有价值的辩论，分享智力资源。

四、态度的护理教学

（一）态度及态度教学的意义

态度是个体习得的对特定对象所持有的稳定的心理倾向，包含认知、情感和行为三个成分，其中情感成分往往处于核心地位。态度决定着人们在现实生活环境中注意什么样的对象，决定着人们怎样加工有关对象的信息，决定着人们对于有关对象的体验，也决定着人们对有关对象进行反应的先天倾向。对个体行为判断、学习主动性程度、学习效率和工作的责任心等方面有着重要的影响，因此应该高度重视态度的培养。

（二）态度的形成过程及影响因素

美国学者凯尔曼（H. C. Kelman）提出态度的形成包括依从、认同和内化三个阶段：

1. 依从

依从是态度形成的开始阶段，表现在个体总是按照社会规范、社会期待或他人的意志，在外显行为方面的表现与他人一致，但只是表面的、外控的、暂时的，在认知和情感上与他人并不一致。

2. 认同

认同是指由于喜欢，乐于与其保持一致或采取与其相同的表现。这时的态度带有较多的情绪情感成分，它虽谈不上有多深刻的认识基础，但已比较主动了。

3. 内化

内化即把情感认同的东西跟自己已有的信念、价值观联系起来，给予理智上的辨认，作出是非判断。它是一种认知成分占主导地位的态度，并成为人格的一部分，因此一经产生就比较持久，不易改变。

态度是习得的，影响态度形成和改变的因素很多，包括个体自身方面的，如个体经验特别是带有强烈情绪体验的经验、个体需要的满足程度、知识等方面；也包括信息传递者方面的，如传递者的权威性越高，吸引力越强，相似性越大，态度形成和改变的影响就越强；还有周围的环境、同伴团体等因素也影响着态度的形成和改变。

（三）态度的护理教学

经大量调查研究发现，许多护理学生的专业思想不明确，学习热情不高，尤其是从事护理学习的男生更为明显。这种态度进而影响着他们的学习效果乃至实践，影响着今后的护理工作能力。因此，应该高度重视对学生的专业态度和学习态度的培养。

1. 重视情感教育

情感成分是态度的核心，培养学生态度首先需要注重情感教育。护理教师要采取合理的教育、教学手段，激发、调动和满足学生的情感需要。如组织小组讨论，运用演习法、优秀护士讲座法（榜样法）、角色扮演法，开设专业选修课等，提高学生的学习兴趣。教学中采取积极正向的反馈，鼓励学生发挥创造性思维，增强学生的专业成就感。

2. 注重说理教育

认知是态度的重要成分，态度情感体验的前提是说理接受程度。通过认知协调的变化可以达到态度的转变。为此，护理教师要加强言语沟通，结合护理教育教学实际，用言语帮助学生形成或改变某种态度。如组织好护理专业信息，既讲授发达国家的先进护理进展，又实事求是地描述我国护理事业的现状，尤其是临床护理工作存在的现实问题，共同探讨我国护理事业的发展方向，拓宽学生对于护理专业领域的理解，从而增强对护理工作的使命感和责任感，进而增强护理学习的热情和毅力，改变护理专业态度。

3. 建设和完善实践基地

行为是态度的表现，持续的行为变化可以影响个体的态度转变，因此护理教师及学校要创造条件，精心挑选病例和科室，为学生提供实践或接触临床的条件和机会，从而增强学生护理实践能力的自信心，促进护理态度的转变。

（王惠珍　翟惠敏　曾毅）

第二章　临床护理教学设计

教师在正式开始教学之前，需要考虑教学对象的具体情况、下一步的教学目标和实现该目标所应采取的教学步骤及教学方法；在教学过程中，护理教师需要考查学生对所学内容的理解和掌握情况，并在教学完成后对教学目标的达成情况进行评价。这个过程实际上是把护理教学课前准备、实施及课后评价进行科学的计划、组织和安排，以达到教学过程最优化，这就是教学设计的重要内容。

第一节　护理教学设计概述

一、教学设计的概念与意义

教学设计（Instructional Design）是运用系统、科学的方法，以人类对传播和学习的研究为基础，并依据相关科学的理论和研究成果，来规划和安排教学全过程和诸环节与要素，以取得最优化教学结果的科学。

教学设计综合了教学过程中包括教学目标、教学内容、教学对象、教学策略、教学媒体、教学评价在内的诸多基本要素，并运用系统方法对教学过程加以模式化。目前，采用文字或图解的形式对教学设计过程进行描述是教学设计研究中体现系统论思想的一个特色。

二、教学设计过程模式及基本要素

教学设计是应用于教学过程中相互联系的各部分的全部教学计划，在系统计划的过程中，运用教育技术去分析、研究教学问题和教学需求，确定解决它的方法和途径，然后评价教学效果这样一个系统的计划过程。

（一）教学设计过程模式

教学设计综合了教学过程中包括教学目标、教学内容、教学对象、教学策略、教学媒体、教学评价在内的诸多基本要素，并运用系统的方法对教学过程加以模式化。目前，采用文字或图解的形式对教学设计过程进行描述是教学设计研究中体现系统论思想的一个特色。在教学设计领域里，美国迪克—苛瑞（Walter Diek and Lou Carey）所著的《教学的系统设计》与肯普（Jerrold. E. Kemp）的《教学设计过程》都对教学设计的开发作了深入系统的研究，并提出了各自的开发模式。

1. 迪克—苛瑞的系统教学设计模式

关于教学设计过程，目前有许多不同类型的理论模式。迪克和苛瑞（1990—1996）提出的教学设计模式包括九个环节和最后的信息反馈环节，见图2－1。这些环节是教学设计者在进行有效教学设计时需运用的一些步骤和技术，具体内容如下：

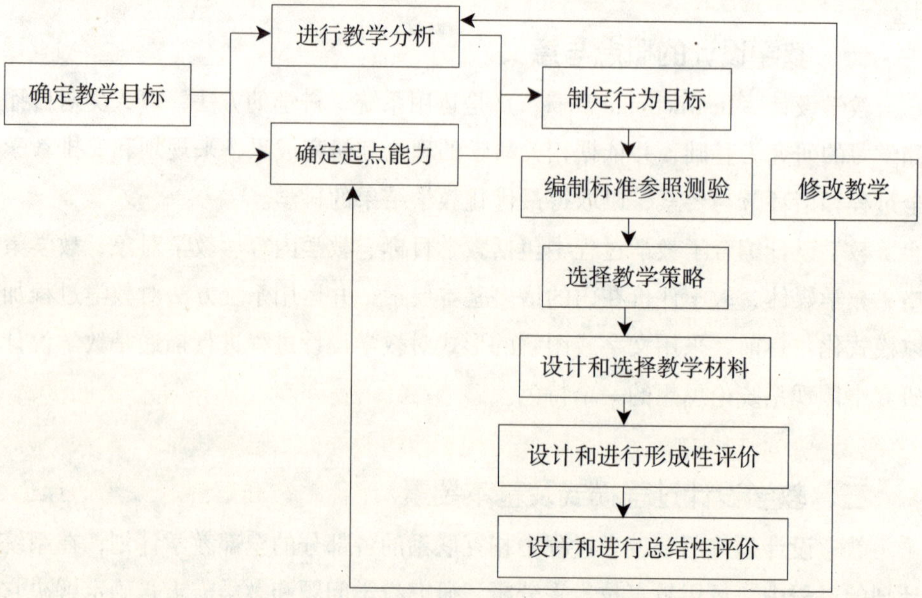

图2－1 迪克—苛瑞的系统教学设计模式

（1）确定教学目标。教学设计的第一步是确定在教学之后学生应该能够做什么。教学目标制定的依据有：教学目的、学生需求评估、现实中的学习问题、工作分析或者其他一些因素。

（2）进行教学分析。在教学目标确定之后，设计者需要确定目标中包含的学习类型以及分析完成目标任务所需要的步骤。

（3）确定起点能力。除了确定目标能力中的技能和任务操作的步骤外，设计者还需明确在教学之前学生必须先具有何种知识或技能。这并不是将学生所具有的知识和技能都罗列出来，而是针对这一教学目标，学生应该具备何种知识。同样，设计者还应明确对本教学活动将有重要影响的学习者的其他学习特征。

（4）制定行为目标。在教学分析和起点能力确定的基础之上，设计者还要详细描述在教学任务完成之后，学生应该能做什么或有怎样的表现。行为目标的陈述内容包括学习者将要学习的行为、行为发生的条件以及完成任务的标准。

（5）编制标准参照测验。测验项目测量的内容应该是行为目标中所揭示的学习者的习得能力。

（6）选择教学策略。在前面五个步骤确定之后，设计者将要考虑如何形成教学策略，如教学前或教学后的活动安排、知识内容的呈现、练习与反馈、测试等。在师生相互作用的课堂教学中，教学策略的选择应根据现有的学习原理和规律、教学内容和学习者的特性等因素而定。

（7）设计和选择教学材料。在确定运用何种教学策略后，设计者需要考虑采用何种教学材料，进行何种教学活动，如材料准备、测验和教师的指导等。选择这些材料、活动依赖于可利用的教学手段、教学素材和教学资源等。

（8）设计和进行形成性评价。其形式可以是个别、小组和全班的测试。每一种评价的结果都为设计者提供可用于改进教学的数据或信息。

（9）修改教学。在形成性评价之后，设计者总结和解释收集来的数据，确定学习者遇到的问题以及发生这些问题的原因，并修改教学步骤。修改教学还包括对行为目标进行重新制定或陈述，改进教学策略和教学方法，从而推动有效教学。

（10）设计和进行总结性评价。尽管总结性评价是确定教学是否有效的步骤，但在这一教学模式中，迪克和苛瑞不认为它是教学设计的一个环节。这一步骤用于评价教学的绝对价值和相对价值，是在教学结束时进行的。通常，总结性评价并非由教学设计者来设计与执行，因此这一步骤不被认为是教学设计过程中应做的工作。

可以看出，这一模式是基于一般教学过程的教学设计，也是一个以学生学习为中心的设计过程。其特点在于：①强调学生学习任务的分析以及起点能力的确立；②教学设计是一个反复的过程，需要设计者不断地进行分析、评估和修正，以期完成具体的教学任务，达到教学目标。

2. 肯普的教学设计模式

美国圣荷西州立大学教授肯普对1977年所著的《教学设计：单元与课程开发的计划》作了大量的修改之后出版了《教学设计过程》一书。他认为教学设计旨在解决三个问题：

（1）必须学习什么？（目标）

（2）为达到预期的学习水平，哪种教学程序和资源最佳？（教学媒体、活动和教学方法）

（3）如何评价预期的学习效果？（评估）

肯普模式是实用型的教学设计的模式，这种模式可以适用于任何教育水平，可用于某一课题、教学单元或全部课程上，他认为在任何教学设计过程的设计模型中，都有四个基本要素，即①学习者的特征；②教学目标；③教或学的活动；④评价程序。

3. 邵瑞珍的教学设计模式

我国教育心理学家邵瑞珍教授等从现代教育技术学的角度将完整的教学过程分析如图2-2所示，这一过程也可看作教学设计的过程。

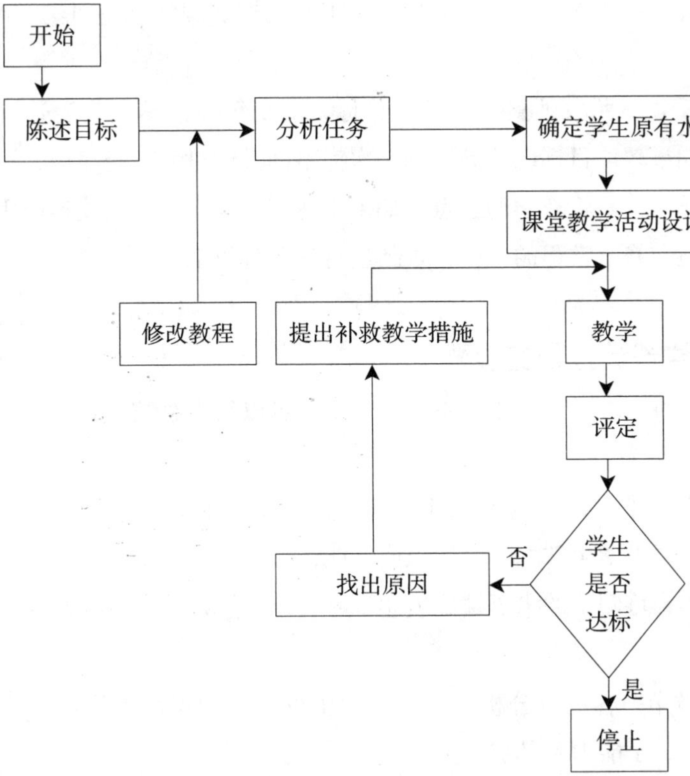

图 2－2　完整的教学设计过程的基本环节

（1）陈述目标。尽量用可观察和可测量的行为术语陈述预期学生要获得的学习结果。

（2）分析任务。分析学生从原有水平到达到教学目标之间所需要的从属的知识和技能，并确定它们之间的层次关系。

（3）确定学生原有水平。根据学生的原有基础确定达到教学目标的起点能力。

（4）课堂教学活动设计。根据教师在任务分析中所确定的概念与技能，选择适当的教学手段和活动的准备。必须在任务分析的基础上进行此阶段的设计。

（5）教学。指课堂上教师和学生之间的信息传播与反馈的过程，其一般模式是：呈现教材—学生反应—强化与校正性反馈。这一步是对第（4）步的实施或执行。

（6）评定。对照教师提供的教学目标，确定每一个学生是否达到规定的教学目标。如果教学目标已达到，则一次完整的教学过程已经完成，这一新的学习结果就成为下一轮教学的起点。如果未达到教学目标，就找出原因，提出补救教学措施和修改教程的建议，重新进行任务分析工作。

三、教学设计过程的步骤

尽管上述每个教学设计模式不尽相同，但可以从中总结出教学设计过程的四个基本要素。

（1）制定教学目标。包括课堂、章节、课程的教学目标。目的是通过教与学的活动，要求学生掌握哪些知识或技能，形成怎样的态度和认识。要求用具体、可观察、可测量的术语精确表述学习目标，这是教学系统设计的一项基本要求。

（2）对教学内容进行分析。确定以学生现有的知识水平比照教学目标所需获得的能力、子能力及其层次关系。

（3）选用教学方法。包括教与学的形式、媒体的选择与设计、教学活动等方面的选择与设计。

（4）开展教学评价。根据学生完成学习目标的情况评定学生的学习，了解教学目标是否达到，以此为依据修改和评价计划中需要修改的方面。

上述四个基本要素相互联系、相互制约，形成完整的教学设计过程。

教学设计主要是针对在认知领域中，以学生为中心的具体知识或技能的教学而提出的一种实用的教学设计。具体包括：课堂教学设计、教学目标设计、教学方法的选择与设计、媒体选择与设计、教学评价设计。

第二节　护理教学目标设计

教学目标（Objective of Teaching）是指教学中师生预测达到的学习结果和标准，是教和学双方共同遵循的。对教师来说，它是教授的目标；对学生来说，则是学习的目标。在一个单元或一堂课的教学开始之前，教师常常要考虑的问题包括：通过本单元或本节课的教学，学生应获得何种知识或能力？教师是否完成了教学任务？根据这堂课的教学效果，下一步的教学目标应当如何制定？所以，制定教学目标是课堂教学设计的第一步，是教师完成教学任务所要达到的要求或标准，教学目标是教学过程的核心，是使课程和课程中的教学活动安排得合乎教育宗旨的具体措施和重要保证，同时也起到指导教师课堂教学实践活动的作用。

一、布卢姆的目标分类

近四十年来，关于教学目标的分类方法有许多，但影响力最大的是布卢姆（B. S. Bloom）的教育目标分类理论。

布卢姆认为，用行为目标表达教学目标应与个体行为相对应。个体行为是能够观察和描述的，而这些技术性的表达能够加以层次分类，其分类对象是那些要求学生达到的行为，即某个教学单元结果的个体行为。其目标层次，将行为按简单到复杂的顺序进行排列，而比较复杂的行为由多种简单行为组合而成。另外，以意识水平作为衡量尺度，即意识越强，行为层次越高，复杂性与抽象性也越强。按目标分类体系，根据学生行为变化的预期效果，可以确定一系列任务与活动，它直接决定了组织教育过程所采用的策略。

布卢姆根据他的理论将教学目标分成三个领域：认知、情感和动作技能。

（一）认知领域目标

认知领域的目标分类于1956年公布，它将认知目标从低到高分成六级。

1. 知识

经过教学活动后要求学生能记住教材中的重要术语、基本事实、处理事物的程序，以及原理或理论的重要意义，其具体要求又分为：

（1）特定事物的知识，包括术语的知识和具体事实的知识。

（2）处理特定事物的方式和手段的知识，包括惯例的趋势及结果的知识、分类和类别知识、准则知识、方法论知识。

（3）某一学科范围内的普遍事理和抽象概念，包括原理和概括知识，理论和结构知识，等等。

2. 领会

领会指能把握知识的意义。可用三种形式来表明对知识的领会：一是转换，即用自己的话或用与原先的表达方式不同的方式来表达自己的思想；二是解释，即对一项知识信息加以说明或概述；三是推断，即预测将来的趋势。

3. 应用

应用指能把学科的概念、一般性的原理与原则，使用到特殊的或具体的情境中。

4. 分析

分析指能将整体知识进行分解，说明它的构成成分，并找出事物的整体与部分间存在的内在关系，进行要素分析、关系分析与组织原理分析。

5. 综合

综合指能将部分组成新的整体，即能把经验中零碎的知识或观念综合起来，形成个人系统的见解和新的完整的思想，产生新的结构，作出独特的信息交流，制订计划成套操作，推导出一套抽象关系。

6. 评价

能根据已有的经验，建立起自己的标准作为判断事物是非、善恶、真假、成败等的依据。这是最高水平的认知学习结果，因为它要求超越原先的学习内容，并需要基于明确标准的价值判断。

（二）情感领域目标

情感领域的教育目标涉及行为、意识、价值和所有情感，同认知领域目标一样，此类也形成连续的行为反应，当行为变成个人实现价值的一部分时，从简单的意识接受到内在化。这些情感转变为可观察行为，其具体目标又分为五项：

(1) 接受（注意）：乐意将注意力集中觉察，愿意接受和控制或选择性注意。

(2) 反应：指学习者主动注意或参与某一活动，包括默许、乐意参加某种活动并对此活动作出积极的反应及表示满意感。处在这一水平的学生，不仅注意某种现象，而且以某种方式对它作出反应并表示满意的程度。

(3) 评价：接受某种价值观念或偏爱某种价值观念，乐意表达自己的确切看法。

(4) 价值体系化：使价值概念化，当遇到多个价值的情况时，乐意接受占优势的价值，并能将价值观念系统组织起来。

(5) 价值与价值体系的性格化：以学生所接受的价值作为行动的依据，作为自己的性格特征，形成自己的个性品质。

（三）动作技能领域目标

(1) 模仿：学生根据教师的示范进行模拟。

(2) 使用、操作：学生按照规定的程序与技术要求进行活动。

(3) 正确、精密：学生在重复进行一个指定动作时，动作熟练程度要求达到正确、精密的较高水平。

(4) 互相连贯、有条不紊：学生能将个别动作程序化，使一系列动作协调起来。

(5) 自然化：学生的动作技巧已达到完善水平及运用自如的程度。

二、教学目标的作用

教学目标能为学生学习提供明确的方向，能促使教师在教学过程中有明确的目标，通过观察学生的行为，促使学生达到目标；同时，教学目标可以帮助学生进行自我指导性学习，为课程计划提供了一个既合理又清晰的系统，等等。

三、护理教学目标的制定

为了达到教学目标陈述的明确性，需根据学生学习的特点、教学内容及教学情境的复杂性，来正确陈述教学目标。

（一）护理教学目标的确定

确定护理教学目标可按以下步骤进行：

（1）确立教育的总目标即教学的目的；

（2）确定第二层次的教学目标；

（3）根据第二层次目标确立特定的行为目标。

（二）护理教学目标陈述的要求

（1）教学目标陈述包括认知、情感和动作技能三个领域，教学目标陈述的是学生的学习结果，而不应该陈述教师打算做什么。

（2）教学目标陈述应力求明确、具体，可以观察和测量，尽量避免用含糊的和不切实际的语言来陈述目标。

（3）教学目标的陈述应反映学习结果的层次。

（三）护理教学目标的构成

护理教学目标由三部分构成：

1. 表明学习者行为的动词

在目标组成中，必须有描述学习者行为的动词，而且这种学习行为不是抽象的，而是可被观察和测量的行为。例如，“能理解心脏的结构”，护理教师如何知道学习者是否达到了这一目标？要测量学生的理解力是不可能的，但我们可以从某些特定的行为推出结论。如果学习者能用自己的语言来描述心脏的结构，而不是机械地参照课本和笔记进行复述，护理教师就可以认为学生已经掌握了目标所要求的内容。如果将上面的目标改为这样的描述就会更准确：“学生在不参照书和笔记本的情况下，能描述或书写心脏的结构。”“描述”这个行为动词，表明了学习者可观测到的行为。

2. 实现目标所需的条件

目标的组成中包括描述实现目标所需的条件。这些条件通常指：时间的限制、资料的使用或特殊的场景等。例如上面所讲的例子，实现目标的条件是“在不参照书及笔记本的情况下”。

3. 评价行为的标准

例如：目标陈述是“用无菌技术清除病人伤口化脓的组织，不会给病人带来危险及不适”，其中行为动词是“清除”。实现目标的条件是“用无菌技术”，评价行为的标准是“不会给病人带来危险及不适”。

在制定教学目标时，我们也要注意到这样一种情况：无论你如何仔细地设计教学目标，在具体的课堂教学中，总是会发生一些未曾预料的情况，因此，在必要时可能需要更正或修改既定的目标。

四、教学内容知识点目标的制定

教学内容是实现教学目标的基本保证，要确保教学目标的实现，必须对教学内容进行合理的分析与设计。分析教学内容的目的在于确定教学内容的范围和深度，同时弄清教学内容中各项知识之间的相互关系，以便更好地安排教学程序。

知识点教学目标的设计也是根据课时教学的目标和一定目标分类理论来确定不同层次的，一般是由课时教学目标分解出来，可分为识记、理解和运用三个层次。识记要求的是记忆能力，要学生回答的是“是什么”的问题。理解要求学生掌握知识内在的联系，能解答“为什么”的问题。运用则要求学生将习得的护理学知识应用于与教学情境相似的情境中，或应用到与原先教学情境不同的新情境中，要求学生具备纵向迁移的能力。这就需要护理教师认真分析教材，找出知识点与知识点之间的联系，确定每个知识点在教学中的相对重要程度以及学生的接受能力，对号列入相应的知识点目标层次。例如：

护理管理学“护理组织管理”教学内容分解表

课程名称	知识点	学习水平		
		识记	理解	运用
护	组织的概念	√		
理	组织的类型	√		
组	护理组织工作的内容		√	
织	护理组织管理体制		√	
管	护理人员编配原则			√
理	护理人员排班			√

知识点教学目标的制定是按一定的规则，将课时教学内容分解成若干知识点并确定知识点教学目标。知识点是课时教学内容中相对独立的若干知识要素，每一个知识点都应设计一个相应的教学目标，各个知识点教学目标的达成，应为课时教学的总目标。知识点的性质通常有如下几类：“事实”、“概念”、“技能”、“原理”、“问题”。不同性质特征的知识点，其教学目标达到的程度是有所不同的。如，“事实与某些概念”类知识点，常要求达到“识记”；“部分概念、原理”类知识点，常要求达到“理解”甚至“运用”；“技能”类知识点，常要求达到“运用”。

第三节　护理教学方法的选择与设计

教学方法就是指在教学活动中教师和学生为了完成教学任务而采用的方式和方法，是实现教学目标的手段，同时教学方法直接关系到教学工作的效率，所以，掌握好教学方法是做好教学工作的重要条件。教学方法不仅是教师教的方法，而且是学生学的方法。教学方法的选择要从学习的任务要求、教学内容的性质特点、学生的现状等方面去考虑，要与教学媒体的选择有机地结合起来。护理教学中常用的方法很多，有一些传统教学方法，也有一些随着现代教学改革产生的教学方法。

一、传统教学方法

（一）讲授法

讲授法是教师运用语言系统、连贯地向学生传授知识、引导学生学习的一种教学方法，它是历史上流传下来的最主要的一种教学方法，也是护理课堂教学中运用最普遍的一种教学方法，其他各种教学方法常和这种方法配合运用。

讲授法包括讲述法、讲解法和讲演法。

（1）讲述法：表达事件、知识，主要解决“是什么”的问题。

（2）讲解法：分析、论证问题，主要解决“为什么”的问题。

（3）讲演法：采用报告的形式，兼有“述”和“解”的作用，完整地讲明某一课题。

讲授法的主要优点是可以充分发挥教师的主导作用，不受场地和时间的约束，使学生在较短的时间内获得更多的知识信息。另外教师还可以通过合乎逻辑的分析、论证、设疑、解疑等生动的描述来发展学生的智力。但是教师运用此法时应注意具有启发性，不要不顾学生的情况而陷入“满堂灌”教学的境地。

教师采用讲授法的基本要求是：

1. 明确讲授的任务和目的

讲授的内容必须依据教学目的，以教材为依据，要紧紧围绕课堂教学目标，注意突出重点，讲清难点和关键。

2. 讲授内容要有科学性和思想性

教师要组织好讲授的内容。注意要逻辑清楚，推理正确，论证有力，层次分明，讲授具有系统性、启发性、趣味性，同时要做到科学性与思想性的统一。

3. 教师语言的合理运用

讲授是以口头语言传递知识，要求教师讲授时语言要清晰、准确，注意语调的高低强弱，语速适中；语言要简练，通俗易懂，同时配合身体语言做到讲授形象生动、具有较强的感染力。

4. 以板书和现代教育技术配合讲授

教师把讲授内容的授课题目，教学内容的简要提纲，术语、名词、概念及结论等要点在讲授的过程中以板书的形式写出来，便于学生做好笔记，进一步理解讲授的内容。也可应用各种现代媒体及教具配合讲授，增强教学的直观性，引起学生的注意，提高讲授效果。

5. 注意培养学生的思维能力

运用讲授法教学时，学生活动少，因此教师要善于观察学生的反应，适时应用启发式教学、创设问题情景等教学方式，促使学生积极思考，激发学生的学习热情和学习兴趣，提高讲授效果。

（二）讨论法

讨论法是组织班级或小组的学生在教师的指导下围绕某个中心问题发表各自看法，从而相互启发、探讨问题的一种教学方法。

讨论的过程以学生自己的活动为中心，这能很好地发挥学生学习的主动性和积极性。通过讨论可促进学生独立思考，加深对教学内容的理解，同时也能培养学生钻研问题的精神和语言表达能力。

教师运用讨论法的基本要求是：

1. 讨论前

教师要确定讨论的问题和讨论的具体安排与要求，讨论题应是具有争议或需探索的问题，并有一定的吸引力，能提高学生对讨论的兴趣，同时指导学生阅读有关参考资料，做好讨论发言的准备。

2. 讨论时

讨论以 5～7 人一组比较合适，同时教师将讨论的规则与要求告诉学生，鼓励学生之间展开争论，充分阐明自己的观点。讨论过程中教师要注意观察讨论情况，及时进行启发引导，注意把握讨论的主题，把讨论逐渐引向深入。

3. 讨论结束

先由学生组长汇报本组讨论结果，然后教师进行总结归纳，阐明正确的观点。

（三）演示法

演示法是教师通过展示实物与模型、演示实验、示范动作，或者放音像资料等来启发学生学习的一种教学方法。这种方法的特点是形象、真实和具体，可以使学生获得丰富的感性材料，加深对学习对象的理解，有助于学生正确掌握教授的知识。现代教育技术的广泛应用，为这种教学方法的运用提供了更加广阔的前景。运用这一方法要做好演示前的准备，要使学生明确演示的目的和要求，同时注意把演示与讲解有机结合起来。

教师运用演示法的基本要求是：

1. 演示前

要从教学目标出发，有针对性地选择演示的教具。

2. 演示中

教师要让学生明确观察的重点及目的，并引导学生观察演示对象的主要特征和重要过程，避免将注意力分散到某些细节上去。

3. 演示运用要适时适度

每堂课演示的教具不宜过多。教师应根据授课内容把握演示时机，不要过早拿出教具，这样会分散学生的注意力。演示时应配合适当的讲解，加深对教授内容的理解。演示结束后，要及时收好教具。

（四）实验法

实验法是学生在教师指导下利用一定的仪器设备进行独立操作，以获得知识、发展能力的一种教学方法。演示法与实验法的区别在于，前者由教师进行示范操作，后者由学生自己动手操作，教师只在旁边给予指导，这也是培养和发展学生实际操作能力的一种方法，这种方法在护理专业学生的医学基础课程教学中经常应用。

教师运用实验法的基本要求是：

1. 实验前

教师要按照教学大纲与教材的要求制订实验计划、确定实验项目、准备所需的仪器物品、安排时间及将学生分组等。

2. 实验中

教师要有指导性地讲解和操作，交代实验方法、步骤及注意事项。在学生操作过程中，教师要通过巡视发现问题并及时纠正。

3. 实验结束

学生按要求写出实验报告，然后由教师作总结。

（五）练习法

练习法是护理教学中应用较多的一种方法，它是指学生在教师的指导下通过实际操作等活动，培养技能和技巧的一种教学方法。它有助于学生进一步理解和掌握所学知识，并把所学知识转化成技能和技巧。运用这种方法首先要明确练习的目的及要求，使学生在理解的基础上练习。教师要指导学生掌握正确的练习方法，练习的方式要多样化。

教师运用练习法的基本要求是：

（1）使学生明确练习的目的、要求和正确的操作方法，教师可先做示范操作。

（2）教师在练习过程中要及时了解学生练习的效果，发现问题应及时纠正。

（3）练习要根据教学大纲循序渐进，合理安排。

（六）参观法

参观法是教师根据教学目标的需要，组织学生到实地对事物进行观察与研究，从而引导学生学习的一种教学方法。

参观法根据教学的进程可分为三类：一是预备性参观，即安排在某教学内容之前进行，目的是为学生学习新课提供一定的感性认识，引起学生的学习兴趣；二是并行性参观，即安排在教学过程中进行，以达到检查和巩固学生已获得知识的目的，使学生进一步积累直接经验；三是总结性参观，即安排在某一授课内容之后进行，目的是帮助学生加深在课堂学过的知识的印象。总之，参观法能使学生开阔视野，激发求知欲，促使学生把所学知识与实际结合起来。

教师运用参观法的基本要求是：

1. 参观前需做好准备工作

准备工作包括制订参观计划，确定参观地点、参观对象、时间安排、参观步骤、人员组织、具体要求以及注意事项。

2. 参观过程中进行指导

教师要指导学生观察和了解与教学有关的主要内容，教师对学生所掌握的内容要做介绍，解答学生提出的有关问题。

3. 参观结束后做好总结

参观结束后教师需及时指导学生整理好搜集到的知识并写出参观报告或由教师总结，以巩固参观所得到的收获。

（七）案例（病例）教学法

案例（病例）教学法是根据教学目的和教学内容的要求，教师运用真实的案例（病例）或者经过精心设计的案例，将学生引入特定的情景中，引导学生对案例进行分析，提出问题，并解决问题的一种教学方法。

教师运用案例（病例）教学法的基本要求是：

1. 准备阶段

注意选编的案例要符合典型性、真实性和价值性的原则，案例描述应注意不要加入教师倾向性的意见，或暗示解决问题的办法，以免影响学生独立思考。应用病例要由简单到复杂，循序渐进。

2. 讨论阶段

组织讨论前，让学生做好充分准备，熟悉病例，写好方案。讨论中，以学生为主角，教师起引导作用。

3. 评价阶段

教师要对学生所拟的方案进行评价，评价内容包括对研究过程和讨论情况的评价，并鼓励学生继续研究，以寻求最佳方案。

（八）读书指导法

读书指导法是教师指导学生阅读教科书和参考书，培养自学能力，获得知识的方法。读书指导法可以调动学生学习的主动性，开阔眼界，对于培养学生的自学能力与习惯都是十分必要的。

一般步骤是：①教师布置阅读内容，提出要求，并阐述阅读的方法；②学生进行课外阅读，发现问题，分析问题，记录难点；③学生带着问题听课或与教师共同讨论；④教师对学生阅读中的问题和难点给予启发和帮助，并作进一步的阅读指导。运用读书指导法时，要提出一定的目的、要求和思考题；引导学生探寻高效的学习方法；加强课外辅导；必要时可以组织学生交流读书心得，以便互相启发。

教师运用读书指导法的要求是：

（1）教师确定需阅读的教科书与参考书，明确阅读的任务，并指出阅读材料的重点部分，也可用提出思考题的方法，指导学生带着问题阅读。

（2）指导学生如何阅读。如教科书的课前预习与课后复习，指导学生根据自己的情况制订读书计划，做好读书笔记等。

（九）实习作业法

实习作业法是学生在教师的指导下尝试进行一定的实践操作活动，从中掌握一定的运用理论知识的本领和技能，以培养学生实际操作能力的一种教学方法。

教师运用实习作业法的基本要求是：

（1）按照教学大纲要求做好计划和准备工作。要设计好实习作业的内容、操作步骤、时间安排、注意事项等，并安排学生进行相应的理论复习。

（2）在实习作业进行过程中，教师要具体加以监控和指导。

（3）实习作业结束时，教师要按计划让学生做口头或书面作业，并进行评阅。

以上几种教学方法，属于传统的教学方法。教师若运用合理得当，对于完成教学任务是非常有效的。教师在教学中要合理地综合运用以上教学方法。

二、现代教学方法

（一）问题定向教学法

问题定向教学法（Problem-Based Learning）是目前国际上非常流行的一种教学方法，在国外的医学院校开展十分广泛。它是一种以临床问题激发学生学习动机并引导学生把握学习内容的教学方法，由美国神经病学教授巴罗（H. S. Barrow）于1969年在加拿大麦克马斯特大学首创，1977年被引用到医学基础课程的教学中，从而提高了学生的思维能力，解决了医学教育中存在的学习过程与实际脱节等问题。1988年召开的西太平洋医学教育会议和世界医学教育会议（爱丁堡宣言）都提出了推广问题定向教学法。

问题定向教学法的基本模式为：以临床问题引导（或精讲）→自学（及实验）→讨论→评价。这种教学方法改变了传统上的学生简单接受教师观点和书本知识的教学模式，采用以问题为基础的形式，引导学生主动思考，通过问题的解答，巩固所学过的知识。教师提出问题，让学生基于问题进行相关的文献检索，通过多种途径获得信息，以对问题进行分析，用于解决实际问题，变被动学习为主动学习。教师主要负责对学生的启发、引导和答疑，起把握方向、布置任务、组织讨论、进行总结的作用。

在护理临床教学阶段开展问题定向教学法，有以下优点：其一，有助于理论与实践的密切联系。通过临床病例及相关知识的引证、分析、讨论、解答，有利于实习护生对学过的理论加深理解，拓宽思路，培养实习护生的创新能力。其二，有助于教师全面观察实习护生的知识掌握程度和应用能力。其三，有利于培养实习护生的综合能力。设置问题，展开讨论可引发实习护生的学习兴趣，激发其求知欲，锻炼其分析问题、解决问题的能力以及语言表达能力和心理应激能力，培养实习护生对临床问题的思考、推理以及综合运用知识的能力。其四，有利于带教老师教学水平的提高，保障临床护理教学的质量。

教师运用问题定向教学法进行临床护理教学的基本要求是：

（1）教师是整个教学过程的组织者和领导者，应牢固掌握本学科及相关学科的知识，更应有灵活应用知识的能力、良好的逻辑思维能力、提出问题和解决问题的能力、调动护生学习兴趣和讨论气氛的能力及令护生有序发言、动静结合的组织能力。

（2）问题定向教学法准备阶段：按照教学大纲的要求，精心挑选典型病例，围绕病例设计问题，注意把握问题的难易程度。要求护生熟悉患者的有关情况，学习有关知识，查找相关资料，找出问题。

（3）问题定向教学法实施阶段：根据病例，组织讨论，提出问题，对护生引导启发，对于护生分析不正确、不到位的地方给予改正或补充，鼓励护生提出各种各样的问题并予以解答。

（4）问题定向教学法总结阶段：教师对护生的讨论和问题进行总结提炼，强调应掌握的知识重点，使护生对知识的掌握更加系统化。

【举例：问题定向教学法在呼吸科临床护理教学查房中的应用】

第一步：确定护理教学查房的模式。采用问题定向教学法的形式进行查房，以带教老师为引导，以护生为中心，进行小组讨论式教学。每小组 5 ~ 10 人，每周查房 1 次，选择呼吸内科典型的临床常见病例 1 个或 2 个进行讲解，每次 2 小时左右。

第二步：选择典型病例。带教老师提前 1 周和护生一起选择呼吸系统教学大纲范围内较为典型的 2 个病例，如慢性支气管炎、阻塞性肺气肿、呼吸衰竭、重症哮喘、肺癌等。围绕病例设计问题，然后要求护生熟悉病人的有关情况，学习有关知识，查找相关资料，找出问题。带教老师也做好提问的准备，所有问题均围绕该病例。

第三步：带教过程的组织。引入问题定向教学法，查房时可由带教老师和护生轮流主持，到病房由 1 名护生采集病史，老师指导护生进行以突出呼吸系统疾病为主的护理体检，做系统全面的护理评估，同时指导护生有针对性地向患者及家属进行健康教育，回答患者或家属的有关问题，以改变患者不良的生活习惯。

第四步：组织讨论。查房后回示教室进行讨论，先由 1 名护生对这次查房的病例作系统的汇报，包括该患者的一般资料、发病及诊断的经过、主诉及现病史、目前的病情及主要治疗、目前存在的护理问题及有针对性的护理措施、对其进行的健康教育等，小组的其他成员可进行补充或纠正。汇报后带教老师进行相关的提问。假如这是一个慢性支气管炎、阻塞性肺气肿、呼吸衰竭的患者，可以这样问：结合该患者的病史可以考虑该患者的发病原因是什么？这个患者必须进行哪些检查？该疾病的临床表现有哪些？促进排痰的措施有哪些？呼吸困难是如何分级的？为什么要低流量吸氧？什么叫呼吸衰竭，其诊断依据是什么？如何指导患者进行呼吸功能锻炼？可以指名要求护生回答，若其回答不出，别的组员可以补充。同时也鼓励护生向老师提问，观点不同可以争论，带教老师不断地进行引导启发，对于护生分析不正确的地方给予改正和补充，鼓励护生提出各种各样的问题并予以解答。

第五步：总结知识重点。带教老师对查房进行总结，强调在呼吸系统章节中应掌握的知识重点。

（二）模拟教学法

模拟教学法（Simulated Teaching Method）又称情境教学法，是在教学过程中，教师有目的地激发学生的学习兴趣，设计与教学内容相关的生动具体的场景，将理论知识演化为直观内容，引导学生对所学的知识进行自我的追求和探索，从而帮助学生加深对教材的理解。

模拟教学法的基本模式为：课前布置情境案例，安排案例中学生应分担的角色→组织教学→目标展开→围绕情境案例讲授新课→教师和学生分角色完成授课内容→师生共同总结。

通过模拟练习，可以加强学生对学科内容的理解和兴趣。各种模拟真实病例的复杂过程，使学生在各种各样的情境中感受到真实的临床气氛，逐渐把学习内容迁移，结合并应用到今后相关学科的学习中去。目前，国内部分医学院校针对模拟教学法在临床护理教学查房、急救护理教学、护理人际沟通教学、健康教育及双语教学中都已进行了有效尝试，取得了一定效果。

开展模拟教学法有以下优点：第一，有利于培养护生的自主学习能力，调动其主观能动性，培养护生的学习兴趣；第二，有利于打破学科的界限进行教学，体现学科的整体性；第三，有利于将理论与实践紧密结合，缩小护理教育与护理实践的距离；第四，模拟情境教学法体现了小组学习的力量，有利于培养护生的团队精神；第五，有利于激发护生的学习潜能，培养护生的综合素质。

教师运用模拟教学法进行临床护理教学的基本要求是：

（1）教师应做好充分的准备，在选择情景对象时要全面考虑可行性、典型性、价值性。

（2）在教学过程中应避免以教师为中心，在整个的教学过程中应以学生为主体。活跃课堂气氛，提高学生的学习兴趣，激发学生的想象力，保障教学目标的实现。

（3）注意对教学质量的达标测评，全面客观评价结果，纠正强化，保障教学效果。

（三）发现教学法

发现教学法（Discovery Teaching Method）是教师围绕一定的问题为学生提供一定的材料，引导学生经过自己的思考、探索，发现所要掌握知识的教学方法。其目的是尽量发展学生认识的可能性，帮助学生发现知识的思考方法，用自己的头脑去获取知识。

运用发现法的一般步骤是：①创设问题情境，使学生提出要解决或研究的问题，明确发现的目标或中心；②学生利用教师和教材的某些材料，对提出的问题作出一种或几种解答的假设；③从理论上或实践上检验自己的假设，学生交流分析结果，展开问题讨论；④对争论和证明作总结，获得正确的知识。目前，国内部分医学院校在实验设计课程及课外科研活动中应用发现教学法，取得了一定效果。

发现教学法与问题定向教学法有点相像，但不完全等同于问题定向教学法。发现教学法在设置问题情境之后，由学生自己去学习，去探索，自由度较大。尤其是在社会科学方面，学生所获得的知识，可以是这样的结论，也可以是那样的结论，只要不是明显错误的，都可以保留自己的观点。而问题定向教学法则要求教师对学生的答案要明确表示肯定或否定，要把答案引导到预定的结论上来。

发现法的优点：第一，重视学生自己的认知活动和培养学生解决问题的能力。也就是说，在发现学习中，不仅要求学生获得答案，也要求学生了解何以获得其答案。第二，能使学生学会探索知识的科学的研究方法，培养学生的创造能力。

教师运用发现法的要求是：提出的问题要适度，鼓励学生自己解决问题，学生独立探索时，教师要及时指导，帮助学生评价结论。

（四）目标教学法

目标教学法（Objective Teaching Method）是以目标导向和反馈矫正为基本特征的教学方法体系。目标教学法具有特殊的地位和作用：一是目标教学法推动了以内容为中心的教学向以目标为中心的教学的转变，推动了我国的课程改革。二是目标教学法找到了一条适合自身特点的独特的研究道路，提出了“先学一家，融会百家，发展创新，自成一家”的教学方法改革策略。三是目标教学法的兴起，推动了教育界对教育目标的研究。四是目标教学法的兴起，带动了基础教育领域许多方面的改革，诸如目标管理、目标评价等。五是以目标为导向的目标教学评价理论为素质教育提供了科学的评价机制。

目标教学法的基本要求是：

1. 全课程目标教学

准备阶段：确定教学目标、划分教学单元、设计单元反馈矫正程序；单元目标教学阶段：按常规实施单元教学、形成性测验、反馈矫正、平行性测验等；终结性评价阶段：全部教材（课程）学完后，要通过终结性考试和评价确定学生是否达到了学期教学目标的要求。

2. 单元目标教学

包括单元备课、前提准备、单元授课、单元综合、单元矫正和单元小结六个阶段。

3. 课时目标教学

一个单元除了上课前的备课环节和单元小结，余下的就构成了单元目标教学的几种基本课型，即补偿课、新授课、综合课和矫正课，每种课型又往往分为几个课时来进行。目标教学的课时教学模式一般包括认定目标、诊断补偿、达标教学、反馈矫正、课堂小结等环节。

（五）合同制教学法

合同制教学法（Contract System Method）是当今欧美一些国家使用的一种教学方法。这一方法的建立是为了适应学生的学习具有个性特点的需要。它的基本精神是由教师与学生签订“学习合同”，明确规定学生在一段时间内完成的书面作业内容、学习进度、纠正的方法，然后由学生各自安排学习。这样做的目的在于使学生有可能充分地发挥自己的特长或填补自己的缺漏。在师生教学合同中，通常用书面文字具体规定学生应该做什么，接着做什么，学生可以根据能力大小，从教师提供的几个可供选择的合同中挑选一个，或与教师商谈，订出符合自己的兴趣与学习风格的合同。这样学生为学习承担了责任，成了学习过程中的主动参与者，激发了学生的学习动机，保持了学习积极性，也迫使学生用客观态度评价自己。比起传统教学，合同制教学法能使学生在学习成绩、态度、自觉性、责任心、兴趣和毅力上有更大提高和改善。

第四节　护理教学技能

教学技能是在课堂教学中教师运用专业知识及教学理论促进学生学习的一系列教学行为方式。具体是指教师在教学中顺利地达成教学目标的一系列有效的行为方式，是智力技能与动作技能的综合体现。这种行为方式是依据教学理论转化而来的、具有特定的操作规程和技术要领的操作行为，具有很大的可视性、程序性和可测量的特点。按照护理教学的特点，本节主要介绍护理教学过程中的导入技能、课堂讲授技能、课堂提问技能、教学板书技能和课堂体态技能。

一、导入技能

导入，是教师新的教学内容活动的开始，是引导学生进入学习的一种行为方式。作为课堂教学重要的一环，导入是一堂课的开始，有时也贯穿在课堂教学之中。

做任何事情都有个开头问题，头开得好对以后的发展至关重要。常言道："良好的开端是成功的一半。"精彩的导入会为课堂教学的顺利进行奠定良好的基础。因此，作为护理教师，了解并熟练地掌握导入技能是非常重要的。

（一）导入的意义

护理教学的每一节课对于学生来说都是一个新的开始，怎样才能把学生学习的注意力转移到课堂上呢？关键在于教师的导入，精彩的导入能激发学生的兴趣，并使学生怀着一种迫切需要解决问题的心情期待新课的讲授。

（二）导入的类型

每位护理教师的素质、个性及教学风格不同，教学导入的方法也就各不相同。一般来说，下述几种方法较为常见：

1. 衔接导入法

这是一种最常用的导入方法。它主要是根据教学内容知识点之间的先后联系与逻辑顺序，找准新旧知识点的连接点，以温旧引新的方法导入。护理实践教学中的技能操作导入均可应用这种方法。教师运用此法时要注意找准新旧知识点的连接点，可以采用复习、练习、提问等手段进行。

2. 设疑导入法

疑是学习的起点，有疑才有问、有思、有究，才有所得。在护理教学中，教师精心构思，利用问题使学生产生疑惑，也是有效导入新课的方法。设疑，一般会引起学生对那些疑而未果的问题和现象表现出关切的心情，造成学生心理上的渴望和兴奋，可以达到激发学生学习兴趣，启发学生自动思维的目的。教师运用设疑导入教学时需注意的是，问题的设置要从学生所学知识的实际出发，问题新奇、难易适度，让学生根据所学知识积极思考才能激发学生的学习兴趣，收到较好的教学效果。

3. 情境导入法

情境导入法就是利用语言、设备、场景的活动或其他手段，制造一种符合护理教学需要的情境，使学生有身临其境的感觉，以激发学生的学习兴趣，诱发思维，从而在潜移默化中接受教育，获得知识的方法。教师运用情境导入法应善于从教学内容出发，精心构思，创设良好的符合教学需要的情境。同时，设置的情境应能启发和诱导学生的思维，以达到教学目标。

4. 演示导入法

演示导入，是指教师通过各种教具及媒体的演示，引导学生观察，提出新问题，从解决问题入手，自然地过渡到新课学习的方法。演示导入教学给学生直观的形象，有利于学生形成生动的感性认识，在护理机能教学中常被采用。运用演示导入法时应当注意：直观演示的内容必须与即将讲授的新内容有密切的联系；另外要指导学生观察演示的过程，明确演示的目的。

5. 实例导入法

学生的学习以书本知识为主，而书本知识对学生来说一般比较抽象和概括，因此，从临床实践中选取一些典型的病例进行引入不仅能激发学生的兴趣，而且有助于学生具体生动地理解知识。这种方法，在护理临床专业课中常被采用。但运用时要注意：选材要典型、生动、具体，并且紧扣教材、引证准确。

（三）导入的基本要求

（1）具有趣味性。主要是指教师的语言要风趣幽默、生动形象；教师要具有一定的激情来感染学生。

（2）具有启发性和迁移性。主要是激发学生的思维，通过创设情境、巧妙设疑、现象演示等手法来达到目的。同时在导入时注意以旧引新。教师的导入应建立在联系旧知识的基础之上，找准新旧知识的连接点，顺利实现过渡。

二、课堂讲授技能

讲授技能是教师通过语言系统地为学生传授知识、培养能力的方法，是护理教学过程中常用的教学方法，也是护理教师最重要的教学技能之一。

讲授技能包含讲述技能、讲解技能、讲读技能和讲演技能。讲述的方式是叙述和描述事实，护理教学过程中各学科教学都有讲述；讲解的方式是说明、解释或论证概念、原理规律和法则；讲读是讲述、讲解和阅读教材（包括教师读和学生读）交叉进行，在外语教学中常用；讲演是深入分析教材，揭示其内在联系，论证事实并作科学结论，与讲述、讲解、讲读不同的是涉及的问题较广，需要的时间较长，比如“护理美学与礼仪”、“新形势下护理人员法律意识的培养”，等等。

为了取得较好的讲授效果，教师要注重以下三点：

（一）保证讲授的科学性

科学是关于自然、社会和思维的知识体系，是对主客观世界的本质和规律的认识，是人类实践经验的总结并被实践证明了的真理。教师讲授的每个概念、原理、原则和结论的内容都应是完全正确的，是经得起实践检验的真理，是吸收现代科研成果的比较先进而不陈旧落后的知识，是学术界已有共识或已成定论的观点。同时，在讲授时要采用科学的语言。教师讲授本学科的知识，要运用本学科的专业术语，因为专业术语是一定学科范围的共同语言，有其确切的内涵和外延，用它讲授才能准确地传递信息。

（二）讲授要有艺术性

教学是一门特殊的艺术。就讲授的语言来说，既要科学发声，字正腔圆；又要根据课程、课型的特点和不同层次学生的特征点，合理运用讲授的语言艺术。主要注意以下两点：

1. 正确运用语言

现代教学手段不管多么先进和复杂，都无法代替教师的语言，语言仍然是最基本、最有效的教学手段。课堂教学如此，参观、实验、电化教学等也如此。掌握好教学语言是教师一切基本功中最重要的一项。

正确运用语言应达到四方面的要求：首先，从语音上保证学生听得清，语音高低适度，语速快慢适中，使听力差的学生也能清晰感知；其次，从语义上保证学生听得懂，应用通俗语言；再次，教师讲课注意语言的逻辑性，讲授思路清晰、简洁明了；最后，注意语言的情感性，讲授的情感是教师真情实感的自然流露，教师应做到语言形象生动，打动人心，给学生留下深刻的印象，以至终生难忘。

2. 结合教学体态语言的应用

教师讲课不能只用语言而没有动作。做好教学动作对于正确表达教学内容、建立师生之间的联系、引起学生的注意、渲染情感气氛等，都有语言所不能替代的重要作用。因此，教学动作被称为教学的副语言，副语言对课堂教学具有辅助、互补作用。体态语言包括面部表情、眼神、动作姿态、手势、外表修饰等。在课堂教学过程中，它或者伴随师生言语活动，或者代替言语活动，进行信息传递。教师在应用教学体态语言时应注意表达准确。对于教师的每一个教学体态语言，不同的学生感受不同，理解可能不一样。因此，教师在运用教学体态语言时，应当尽量让学生充分地、精确地理解其表达的含义，达到师生沟通和交流的目的。（详见本节“五、课堂体态技能”部分）

（三）讲授要有教育性

讲授的教育性是指在课堂传授科学知识的同时，有机地结合进行思想教育和道德教育，培养学生良好的心理素质，发展个性，完善人格，这在护理教学中是非常重要的。护理教师要根据学科及本课程的特点，挖掘教材内在的德育因素，联系实际，因势利导。在传授知识的同时，渗透护理职业道德。这就要求护理教师在讲授过程中以身作则，言传与身教结合，在各方面做到为人师表。

三、课堂提问技能

课堂提问是指在课堂教学中，教师试图引出学生言语反应的任何信号。教师在课堂引起学生言语反应的信号除了语言刺激以外，还包括面部表情、手势语言等其他发问信号。

（一）课堂提问的功能

学习的过程实际上是一种提出问题、分析问题、解决问题的过程。高水平的提问能够引导学生通过思维探索获得知识，养成善于分析思考的习惯和能力。它在护理教学中使用广泛，其主要功能是：

（1）集中注意力、启发学生思维。课堂提问使得学生在好奇心的支配下，很快把心理活动集中到教师提出的某个问题上，有的教师还常运用提问来维持课堂秩序。教师的提问可以为学生指引思考方向，扩大思维广度，提高思考层次。教学时，教师提问等于给学生制造问题，教师的每一次提问都给学生提供一次思考机会，通过思维得出结论，这样经过不断地提出问题、解决问题，学生的思维也得到启迪，智力才能得到发展。

（2）反馈评价，调控教学过程。通过提问，可以了解学生对授课内容是否掌握，以检查教学目标达标的程度，并根据具体情况不断调整、补充原先的课堂设计，以取得最佳的教学效果。

（3）参与教学，发展表达能力。在课堂提问中，教师为学生创造表现自己观点的机会，有助于学生表达能力的提高，也有利于学生之间相互启发、共同提高。

（二）课堂提问的方式

按课堂教学结构及提问在教学中所起的作用，提问可有不同的类型。在教学中，学生学习的知识类型多种多样，如事实、现象、过程、原理、概念和法则等；其思维方式也有不同的形式和水平。这就要求教师提出的问题不能千篇一律，应包括多种类型。

1. 回忆水平的提问

这类提问要求学生根据记忆来回答问题，一般不需要学生作深入的思考，只需回忆已学过的事实、概念等，对教师提出的问题回答“是”或“不是”，“对”或“不对”即可。所回答的句子一般要求和教材上相同。

这种提问是最基本的知识回忆过程，因而，在课堂上，教师不应过多地把提问局限在这一等级上。在课的开始或对某一问题的论证初期应用，可以此考查学生对一些简单的陈述性知识的掌握情况。

2. 理解水平的提问

这类提问可帮助学生进一步了解所学知识，通过理解后重新组织语言阐述问题。理解水平的提问可分为三种：①要求用自己的话对事实、事件等进行重新描述，以便了解学生对所学知识的理解程度；②用自己的话讲述中心思想，了解学生是否抓住了问题的关键与本质；③对事物进行对比，区别其本质的不同，达到对知识深层次的理解。

一般来说，理解水平的提问多用于讲解新课之后或课程结束时。学生要回答这些问题，必须对已学过的知识进行回忆、解释或重新组合，因而，这是一种较高级的提问。

3. 运用水平的提问

运用水平的提问可以帮助学生运用所学知识来解决实践问题，在回答问题的过程中，学生需要运用所学的概念或规则对问题作出解答。

（三）课堂提问的技巧

1. 设问恰当

教师设计问题时，应服从教学的目标，考虑使学生学到什么，思考什么，形成何种能力和品质。可紧紧抓住教材的关键，于重点和难点处设问，以便集中精力突出重点，突破难点；提问要符合逻辑，不能有知识性错误；提问要具有针对性，即在学生已有知识的基础上发问，问题的难易要适度，才能达到激发学生的思维的目的。同时要注意安排好提问顺序，即按学生认识发展的顺序，由浅入深，由易到难，由近及远，由简到繁循序渐进地提问。

2. 巧妙发问

教师提问时要求每位学生都要主动参与，一般情况下，先提问中等水平的学生，同时提醒全班同学包括差生注意听，然后再请学习较好的学生补充。一般避免先叫名字，后提问题，这样其他同学就会觉得“反正和我不相干”而不去思考。问题提出后要有适当的停顿时间，即给学生思考的时间。回答问题时若某一学生回答不出来，不必等他回答，可另行指定其他学生回答。

3. 启发诱导

当学生回答问题不流畅或卡壳时，或者学生各执己见、莫衷一是时，教师要及时给予启发诱导。可采用重复提问，或给予适当提示，或修正补充等方式达到提问的目的。

4. 提问态度

教师要创设良好的提问环境，消除学生的紧张心理，使其大胆发言，积极参与。对回答不出问题的学生不能表现出不耐烦、训斥、责难的态度；在学生回答问题时要认真倾听，并给予积极回应。

5. 归纳总结

学生回答问题后，教师应对其发言予以分析评价，使问题有明确的结论，强化学生的学习。

四、教学板书技能

板书，又称为教学书面语言，在目前现代教学媒体日渐普及的时代，板书有着快捷、灵活、经济的特点，可增强语言的效果。在护理课堂教学过程中，板书仍为不可少的教学手段，也是教师的基本功之一。

良好的教学板书，是一门独特的艺术。一个设计得好的板书，往往可以把事物的本质及其与其他事物的区别与联系形象地表达出来，能从视觉上强化对学生的刺激，有利于学生对知识的理解和记忆。由于板书一般用于讲解重点、难点教学内容，也可以在关键的地方圈圈点点，或用不同颜色的粉笔书写和绘画以提醒注意，因此，它能突出教学重点和关键，解决教学难点，而且，板书的内容往往就是学生课堂笔记的主要内容，对学生的课后复习起引导、提示作用。

（一）教学板书类型

教学板书从不同的角度进行分类可分成很多种类，选择最佳的板书形式是增强教学效果的重要一环。下面我们介绍护理教学两种常用的板书类型。

1. 主板书与副板书

根据教学板书的地位进行分类，可分为主板书与副板书两种。

主板书也叫要目板书，主要用于表达本节课的教学重点、关键内容及难点，是能够反映教学内容的结构及其表现形式的板书。主板书是整个课堂板书的骨架，一般保留于课堂教学的全过程。

副板书也叫辅助板书。副板书是反映教学内容中有关字音、词义和例句的板书，是表现有关个别知识的板书，是根据课堂教学需要、根据学生反馈而出现的板书。副板书作为对主板书的具体补充或辅助说明，一般随教学进程的发展可随写随擦或保留。

2. 主导型板书、主体型板书和合作型板书

根据教学板书的主体进行分类，可分为主导型板书、主体型板书和合作型板书三种。

主导型板书是由教师亲自完成的板书，也是护理教学板书的常用类型。这类板书可以事先根据教学内容的要求进行精心设计，因为是由教师亲自完成的，所以可以保证准确。

主体型板书是体现学生的主体地位，由学生在教师指导下独立完成的板书。这类板书可以调动学生的学习积极性、锻炼文字书写与表达能力。

合作型板书是由师生合作书写而成的板书。它是建立在充分调动师生积极性的基础之上的，它有益于师生活动的默契及其合作精神的培养。

在护理教学过程中可根据具体情况选择应用板书的类型。

（二）教学板书的基本要求

板书的内容必须是经过教师精心选择与设计的，一般应是教学的重点和关键点，是学生必须理解和掌握但又难于理解和掌握的基本概念、原理及其推导与论证等内容。在应用过程中应注意：

1. 准确精练、重点突出

由于黑板的面积及课时的限制，不能容纳所有的教学内容，所以教师必须在课前对教学板书进行设计。教学板书首先要用最精练的文字或简明的图形、符号准确地反映教学的主要内容；其次要反映教学的难点与重点。

2. 条理清晰、布局合理

根据教学内容的主次分几个层次构建教学板书，内容排列整齐、标号统一，层次分明。各层次之间通过特殊的板书语言符号而形成一个整体。布局合理是指板书布局对称、均匀、平衡、匀称，给人以美感。一般主板书通常使用黑板左侧部分，在黑板的右侧写副板书或画板图。

3. 书写规范、示范性强

主要是指粉笔字体要工整、结构匀称、大小适宜、板面清洁整齐。不写自造简化字，字的大小以后排学生能看清为宜。

4. 板书与讲解相结合

教学主要是运用说和写两种手段来完成的，二者有机结合，才能较好地传递教学信息。板书一般是在讲授过程中按步骤、分阶段地逐步呈现在黑板上。板书与讲授结合的形式有先写后讲、先讲后写、边讲边写等几种，但常综合使用。

（1）先写后讲。教师在讲课时先板书本堂课的目标或本节要讲的几个主要问题，然后一步一步地分讲。这种板书比较适合复习课，有利于加强学生对全课内容的整体认识。

（2）先讲后写。通常在教师利用板书帮助学生回忆所学过的内容要点或学生观察、讨论新内容后归纳总结时使用。这种板书能加深学生对所学知识的印象，起到巩固、强化的作用。

（3）边讲边写。这是一种最常用的形式，尤其适合于图示式、表格式、板图式板书。这种形式能较好地控制学生的注意力，便于学生使用教科书和笔记本。但要求教师事先在黑板上确定好书写、绘图的位置。

教学板书是一项综合艺术，教师要根据课堂教学的需要，从教材出发设计教学板书。巧妙处理板书能生动地体现教师对教材的深刻理解，也能显示出教师自己的教学思路和独特风格。

五、课堂体态技能

体态语言（态势语言）是以教师的表情、手势、动作等身体各部位的变化所呈现的形态来传递语言信息的。课堂教学中教师的体态变化也称为教态，主要包括面部表情、眼神、动作姿态、手势、外表修饰等。

（一）体态语言的作用

护理教学活动是师生双边共同的活动，教师和学生之间的信息沟通主要是通过口头语言和体态语言两种方式进行的。体态语言是对口头语言的辅助、补充和完善，有着口头语言不可取代的重要作用，具体体现在以下几个方面：

1. 教育作用

体态行为是教师身教的一个重要部分。教师通过站立姿势、手势、眼神、发型、服装等方面所展示的气质和修养，以及在护理技能操作过程中对患者的态度和情感，对学生产生潜移默化的影响。教师展现的仪态美可让学生在轻松、愉快的情绪中投入学习及技能练习中去，充分发挥学生的积极性和主动性。

2. 传递信息的作用

在课堂教学中，教师应用体态语言教学来吸引学生的注意力，能更生动、准确地传递信息，交流情感。如在课堂上，教师只用眼神、表情就可传递肯定或否定的意思；而在护理技能操作中，更多的是靠教师的体态语言来准确传递教学信息。教师在教学过程中应结合口头语言和体态语言进行教学，这样会使讲述变得生动、具体、形象，从而加深学生对教学内容的理解和记忆。

3. 强化信息的作用

美国心理学家艾帕尔·梅拉列斯认为，人接收信息的效果是由7%的文字、38%的音调与55%的面部表情组成的。应用视听两种途径接收教学信息的效果比单一听觉的效果要好。所以，教师体态行为对于强化教学信息具有重要的作用。

（二）体态语言的主要类型及要求

1. 身体动作

在教学过程中，教师的身体动作主要指在教室里身体位置的移动和身体的局部动作。身体的动作包括教师的走动、站姿和手势。

（1）走动。如果教师一节课不变姿势地站在一个位置授课，课堂就会显得单调而沉闷。如果教师适时地在学生面前走动，而又没有分散学生注意力的动作，课堂就会变得有生气，还能激发学生的兴趣，引起注意，调动学习的积极性。在学生做技能操作练习、讨论和实验时，教师从讲台上走到学生中间，使两者的空间距离缩小，同时，在走动中教师可进行个别辅导，解答疑难，督促学生完成学习任务。

教师在走动时要注意两点：

①走动要有控制。走动以不分散学生的注意力为原则。一是控制走动的次数，不能整节课不停地来回走动；二是要控制走动的速度，在课堂上教师应该

缓慢地、轻轻地走动，走动时身体如果突然地运动或停止也会分散学生的注意力，影响对教学内容的思考；三是走动时姿势要自然大方，协调稳健，不做分散学生注意力的与教学内容无关的动作。

②走动的位置要方便教学。讲解主要教学内容时，在讲台周围、学生正面以前的范围走动为宜；提问讨论时，可走近学生或学生座位中稍靠前的方位；监考时，最佳位置是教室的后方；只有在进行辅导、检查时，才在学生中间来回走动，尽可能解答每一位学生的问题。

（2）站姿。教师的站姿应该庄重、文雅、自然、挺拔。良好的站姿可以更为准确地体现一种精神状态和教学风度。站姿的基本要求是：

头要平抬，颈要直，肩稍向下压，躯干部分要挺胸收腹立腰，双脚直立时可并拢，可自然分开，也可两脚前后自然分开，以免有呆板、僵直之感。根据教学需要应有适当的站姿变化，或侧向部分学生，或侧向黑板，或间歇走动。但上课时一般是站在黑板与课桌之间，绝大多数时间应与全体学生保持相对稳定，避免一些不应该有的站姿，如扭捏作态、双手支撑在讲桌上一直不动，或双手叉腰、双脚交叉、单脚抖动，等等。

（3）手势。手势是人的手指、手掌和手臂的动作姿态的总称。适时地应用手势可增强语言的表现力和感染力，也是强化教学效果的重要方式，对学生有一种无形的吸引力，能调动学生的学习积极性，活跃课堂气氛。

教学中运用手势的要求是：

①明确。每一个手势，都力求简单、明了、干净、利落，不可琐碎、拖泥带水。

②运用适当。教师手势的多少要适当。如手势过多，会喧宾夺主，分散学生的注意力；手势过少，则显得呆板，不能吸引学生的注意力。

③协调自然。教学手势幅度的大小要与说话、表情、形体姿态相协调。同时手势的形状、速度要与语言的内容和节奏相协调。应用手势时要注意动作规范，自然优美，以肘关节为轴，自然弯曲伸出手掌，手掌的拇指伸开，四指并拢；课堂的手势一般不宜伸得过长、过高，手势的活动范围一般在腰部至肩的部位；不要过分单调地重复某个手势，同时也要注意避免一些不文明、不文雅的手势在课堂上出现。

2. 面部表情

面部表情是指教师通过自己的口、鼻、眼等器官和脸部肌肉的运动来表达或辅助表达有关课堂教学内容的信息活动。教师可以以多种不同的表情向学生发出教学信息，所以，教师要善于利用面部表情来表达自己的情感。

教师的面部表情，关键是把握眼神和微笑。

（1）教师在走进教室时带着微笑，学生会从教师的微笑中感受到关心、爱护、理解和友谊。同时，教师的情感也会激发起学生相应的情感。

（2）在课堂教学中，教师讲话要面向全班学生，有较长时间的眼神接触，让学生喜欢听此教师讲课。同时，教师也可从学生的目光中发现他们对课程的反应。在对书、图表、幻灯、投影等进行说明时，教师注意并控制学生的目光焦点是非常重要的。

（3）应用眼神时注意多用亲切和蔼、柔和热忱、鼓励赞扬、坦荡自如的眼神。还应根据教学内容的需要，有意识、有目的地适当变化眼神，或坚定自信、智慧幽默，或沉默悲伤，或惊喜万分，以自己的爱憎感情使学生产生共鸣，深化对教材情感、论点的体验。

3. 适宜停顿

停顿也是一种语言，是引起注意的一种有效方法。教师在讲述一个重要的事实之前做一个短暂的停顿，能有效地引起学生的注意。

在停顿中，教师要注意掌握时间的长短。停顿在三秒钟内可引起学生的注意，长时间的停顿则会使人难以忍受。如教师在提出一个问题后，停顿一会儿让学生思考，做好回答的准备。当学生回答完问题之后再次停顿，给学生进一步思考的时间，促使其把问题回答得更全面。另外，在对一个新知识点进行分析之后，或对一个问题演绎、推理之后，教师也要有一个适当的停顿，以使学生消化和巩固所学的知识。

4. 外表修饰

教师的外表修饰，是指教师在教学过程中的服装、发型、配饰、美容化妆等。外表修饰体现教师的内心修养、品格与气质。教师的服装、发型、头饰、眼镜等饰物打扮的外表状况给学生留下的第一印象是非常重要的，它能给学生以良好的示范意义和美的享受，让学生肃然起敬。这也是影响护理教学活动和教学效果的一个潜在的、不可忽视的因素。

护理教师上课时应做到：

（1）服饰协调和谐。选择适合自己体形、年龄及性格的服装及服饰。

（2）发型选择。课堂上的发型一般可选择生活中通常保持的发型，或选择适合自己的、最能表现自己文化气质和精神风貌的发型。上护理操作课时按要求整理好自己的头发，戴好工作帽，做到端庄大方。不要因发型或佩带的饰物特别而分散学生的注意力。

（3）护理教师的化妆。护理教师可适当地化淡妆，做到自然清雅，有助于教师在课堂教学中保持良好的精神状态和积极的情绪来吸引学生。

身教重于言教。教师的身教反映在许多方面，而体态行为是身教的一个重要部分。教师在与学生的交流接触中，通过各种姿势、手势、眼神甚至服装、发型等方面所展示的态度、情感、气质和修养，会对学生产生潜移默化的深远影响。因此，教师在护理教学中应注意体态语言的应用，使自己的体态语言动作自然、生活化，注意不要不断地重复某个动作，也要力求避免一些下意识的体态语言动作。总之，教师所有的教学体态语言动作必须准确明了、大方得体、和谐统一，符合课堂教学环境的要求。

（王惠珍　曾毅　史蕾）

第三章　临床护理沟通与交流技能

卡耐基说过："与人相处的学问，在人类所有的学问中应该是排在前面的。沟通能够带来其他知识不能带来的力量，它是成就一个人的顺风船。"在临床护理服务中，护士工作繁忙，每天要为患者做各种各样的护理操作，如果只注重完成护理操作，忽略患者的心理需求，容易造成患者对护理行为的不理解。要真正落实"以人为本、以患者为中心"的服务理念，让患者愉快地接受护士的护理操作，操作前、中、后做好护患沟通与交流，能起到事半功倍的效果。

在医学模式转变的今天，提高护士的沟通技能，对于优化护士职业心理素质、充分调动护患双方的积极因素、提高护理工作质量、促进患者身心全面康复，具有不可忽视的现实意义。

第一节　临床护理沟通概述

一、沟通的概述

（一）什么是沟通

沟通（Communication）是指信息的交流，其意义较为广泛。本书所指的沟通，是指人与人之间的信息交流，是信息、思想、情感在个人或群体间传播的过程。

沟通有广义和狭义之分。狭义的沟通是指以信息符号（如声音、文字、图片、姿势等）为媒介实现的社会行为的交互作用，即人们在互动过程中通过某种途径或方式将一定的信息传递给另一个接受信息的人。广义的沟通则是整个人类社会的互动过程，人们不仅交换思想、观念、知识、兴趣、感情、情绪等，还交换相互作用的个体的全部社会行动。信息、思想、感情在传递和接收过程中，并不仅限于其中的某一方面，而可能同时涉及这三个方面。例如，护士在接诊新患者时，要向患者作自我介绍及医院情况的介绍，这一简单的交流过程中除有信息的交换外，同时也掺入了个人的思想和职业情感。

根据 Hein（1973）提出的理论，沟通的过程包括信息背景、信息形成者、信息及载体、信息传递途径、信息接收者、效果及反馈六个要素（见图 3－1）。

信息背景是指互动发生的场所及事物，是引发沟通的“理由”，是每个互动过程的重要因素。信息形成者指信息的发出人，即沟通的主动方，也称作信息的来源。信息是指沟通时所要传递和处理的对象，即信息发出者希望传达的思想、感情、意见、观点等。信息是通过一定的信号来显示的，这些信号又是按一定规则（如语法规则）组织起来的，这种有组织并能表达一定内容意义的信号便称为代码。信号和代码都是信息的载体。信息传递途径指信息由一个人传递到另一个人的通道，也称信道。信息接收者指信息的收受方。效果是指沟通者传出的信息对于接收者所产生的影响。反馈是指信息接收者返回到信息发出者的信息，即信息接收者对信息发出者的反应。这是确定沟通是否达成的因子。

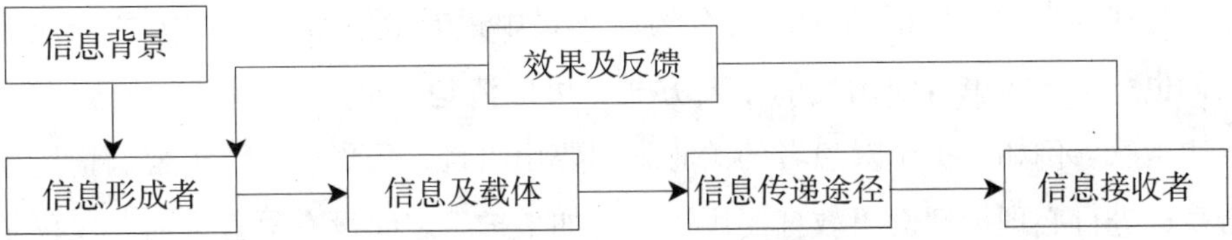

图 3－1　沟通的过程

（二）什么是人际沟通

所谓人际沟通（Interpersonal Communication）是指人与人之间的信息交流和传递，包括人与人面对面的（如交谈、讨论、演说等）和非面对面的（如打电话、写信等）两种信息交流活动。

大众传播也是一种沟通，它指大众传播机构及其个人利用报纸、杂志、书籍、广播、电视等电子或机械技术手段，通过语言、文字、图像等符号，广泛迅速地传递信息，以期在广大公众中引起积极反响，并在各个方面产生影响的过程。

人际沟通相对于大众传播具有较直接、沟通深入程度高、反馈调节及时、双向性和情感性强等特点，在整个社会活动中发挥着重要作用。人际沟通有许多不同于机器间沟通的独特特征。

（三）什么是护患沟通

护患沟通是人际沟通的一种，是护士与患者之间的信息交流及相互作用的过程。所交流的内容是与患者的护理及康复直接或间接相关的信息，同时也包括双方的思想、感情、愿望及要求等方面的沟通。

（四）沟通的形式

沟通的形式十分复杂，而且每种形式的沟通都与护士的日常工作和生活有密切的联系。最常见的人际沟通的形式是语言沟通与非语言沟通。

（1）语言沟通指以语言符号实现的沟通，是最准确、最有效、运用最广泛的沟通方式，也是护患沟通的重要形式。

语言沟通的两种基本形式是口语沟通与书面沟通。①口语沟通即以说话的方式实现的沟通。口语沟通是所有沟通形式中最有效、最富影响力的沟通形式，也是护士与患者间沟通的主要方式，可以清楚、迅速、准确地转达信息，表达情感。例如，护士对患者的关心询问要用语言；采集病史，了解病情要用语言；进行心理护理健康教育要用语言。如果护患之间没有语言沟通，仅仅是“护士给患者进行治疗”，就谈不上建立良好的护患关系，更无法做心理评估、心理护理。因此，护士应注意自己的语言修养，善于用患者能听懂的语言与其交流。②书面沟通是借助于书面文字材料（如文件、书籍、杂志、通知等）实现的沟通。书面沟通不受时空的限制，可以传递复杂完整的信息，便于修正、查对和保留，因而不易出现失误，准确性和持久性较高。对一些不便进行口语沟通的特殊患者或情境，如与聋哑患者的沟通、与使用呼吸机的患者的沟通，护士可适当采取书面沟通并结合手势等形式，了解患者的状况和需要。

（2）非语言沟通是指借助于非语言符号（如姿势、动作、表情、呻吟、接触等）实现的沟通，又常称为体势语言。在护患交往中，某些患者异常重视从医护人员的非语言沟通中揣摩和推测，某些患者的病情可能造成他与医护人员语言沟通的障碍或者患者无法准确地用语言表达自己的病情时，就要大量用到非语言沟通的方式。这时，护士在注意自己的仪表、动作、手势与表情的同时，还要重点理解患者的体态语言，以便准确把握患者病情发展的信息。

二、影响沟通的因素

在护患沟通中，存在各种影响沟通效果的因素，对沟通过程中的质量、清晰度、准确性有着较大的干扰和阻碍。主要包括以下两个方面：

（一）环境因素

护患沟通是在一定环境中发生的，会受到客观环境中许多因素的影响，直接的、面对面的沟通环境对沟通效果的影响可能更大。

1. 物理环境

物理环境主要指环境的舒适度，包括光线、温度、噪声、整洁度、隐蔽性等。例如，电话铃声、门窗开关的碰击声、邻室的音响声、各种机械噪声，以及与沟通无关的谈笑声等，都会影响沟通的有效进行。又如，房间光线昏暗，沟通者看不见对方的表情；室温过高或过低，及难闻的气味等，会使沟通者精神涣散，注意力不集中。而当沟通内容涉及个人隐私时，若有其他无关人员在场（如同室病友、清洁工，甚至包括患者家属），缺乏隐私条件，也会干扰沟通。因此，护士在与患者进行沟通交流前，一定要注意创造一个安静的环境以增强沟通的效果。简单庄重的沟通环境的布置，有利于集中精神；色彩亮丽活泼的沟通环境的布置，可使沟通者放松愉快，有利于随意交谈。护士在与患者交谈时，还要考虑环境的隐秘性是否良好。条件允许时，最好选择无人打扰的房间。

2. 空间距离

心理学家的研究发现，随着沟通过程中所保持的距离不同，沟通也会有不同的气氛背景。在较近距离内进行沟通，容易营造出融洽合作的气氛。而当沟通者的距离较大时，则容易造成敌对或相互攻击的气氛。沟通的距离不同，还会影响沟通者的参与程度。因此，建立良好的人际关系、创造融洽的氛围、把握适当的交往距离能促进护患沟通的顺利进行。

（二）个人主观因素

1. 生理因素

个人的许多生理因素会影响沟通，如双方年龄因素的影响，各种暂时性的生理不适（如疼痛、饥饿、疲劳、气急等），会使沟通者难以集中精力而影响沟通。而一些永久性的生理缺陷（包括：①感官功能不健全如听力弱、视力障碍，甚至是聋哑、失明等；②智力发育不健全如弱智、痴呆等），会长期影响沟通。

2. 认知因素

认知是指一个人对某一事件的认识和看法。由于个人经历、教育程度和生活环境等不同，每个人的认知范围、深度、广度以及认知涉及的领域、专业都有所差异。一般来说，知识水平越接近，知识重叠程度越大（如专业相同或相近），沟通时越容易相互理解。护患双方都有其独特的生理、心理结构，可以因各自的思维定式，对信息意义的认知不同、解释不同而固执己见，无法或不愿与对方达成共识，从而引发护患冲突。例如，医护人员在与患者交流时，会涉及一些医学术语，如果遇到文化层次低的患者和家属，难免会出现沟通障碍。临床护理工作的各项操作、检查等均要向患者解释，若解释不当，患者不能理解，不予以接受，而护士以强加于人的态度和方式对待患者，就很容易发生护患冲突。

3. 情绪因素

情绪是客观事物是否满足需要所产生的一种主观体验，如生气、焦虑、兴奋、紧张等。人的情绪可以影响信息的传递，当沟通者处于愤怒、激动状态时，对某些信息的反应常常会过分，甚至误解；当沟通者处于悲伤、焦虑状态时，对某些信息的反应常常会淡漠、迟钝。因此，护士应有敏锐的观察力，及时发现患者隐藏的感情和情绪，同时还要学会控制自己的情绪，以确保自己的情绪不妨碍有效性沟通。

4. 个性因素

个性指个体在适应社会生活的成长过程中，经遗传与环境的交互作用形成的、稳定而独特的身心结构与组织。一个人是否善于沟通，如何沟通，与人的个性密切相关。个性的差异往往被认为是人们交往过程中最主要的心理阻碍因素。热情、直爽、健谈、开朗大方、善解人意的人易于与他人沟通，相反，性格孤僻、内向、固执、冷漠、拘谨、狭隘、以自我为中心的人很难与人正常沟通。两个性格都很独立、主观性又很强的人相互沟通，往往不易建立和谐的沟通关系，甚至会发生冲突。护士和患者都不可避免地带着自己的个性色彩进入护患关系中。个性的差异会使他们对人对事的态度及方法不同，甚至会造成误解。例如，一个性格外向、喜欢求新求变的患者，却遇上一个个性保守的护士，则易发生冲突。护士要根据不同患者的个性特征因人而异地做好护理工作。同时，护士还必须具有热情开朗的性格，进行个性的自我修正，使自己的性格乃至品德更加符合职业的需要。

5. 文化和价值观因素

文化和价值观指交流双方的社会背景，如种族、民族、文化、职业、信仰等。不同职业、社会阶层、不同民族的人由于对事物的理解、各自的信仰和价值观、生活习惯等的不同，其表达自己的思想、感情和意见的方式也不一样。不同国家、地区和民族有不同的文化，有些文化习惯会影响到健康。对有特殊影响健康的文化习惯的患者，护士若以强加于人的态度和方式对待，就容易在沟通中产生误解，从而妨碍沟通的顺利进行。

价值观是指一个人对某一概念、事物或情境的重要性、好坏及真实性所持有的信念。一个人的价值系统是经过教育和生活经验慢慢形成的。在护患沟通中，尊重他人的价值观就显得极其重要。患者的地位、身份、贫富、文化背景各不相同，甚至差别很大，如果护士存在偏见、成见或以貌取人，往往会引起患者的不信任和不满，从而限制了护士与患者之间的沟通范围和水平，护患关系就会受到影响。另外，有些价值观与人的健康紧密相关。例如，手术后患者过分强调休息，一旦活动后有不适感或其他问题，就认为是早期活动造成，或认为护士缺乏同情心，这些误解往往引起护患冲突。

第二节 临床护理语言交流的方法与技巧

请看以下一个护理工作情境，请思考张护士运用了哪些沟通技巧。

患者，男，45岁，因血小板减少性紫癜住院，神志清楚，医嘱止血敏肌内注射等。护士小张核对医嘱后，来到病床前与患者交流。

张护士："王大伯，您好，今天感觉怎么样?"

患者："还好，但皮肤有出血点，我担心病情加重。"

张护士："您是因血小板减少才造成皮下出血，医生给您开了安特诺新肌内注射。安特诺新是作用于毛细血管的止血药，能减少皮肤下的出血。您别怕，我会很仔细地为您进行注射，如果有不舒服请您随时告诉我，好吗?"

患者："好的。"

张护士仔细地检查了患者注射部位的皮肤有无红肿、硬结等情况，微笑着说："王大伯，请您做好准备，我过一会儿就来给您打针。"

张护士准备好用物及药物，推车来到床旁，微笑着说："王大伯，请将要打针一侧的下腿弯曲，上腿伸直，放松臀部肌肉。在我给您打针的过程中请您放松，不要乱动，这样可以减轻疼痛。"

张护士协助患者调整至舒适体位后，按操作要求进行注射。在操作中，张护士仍注意与患者的交流，如经常询问："您感觉怎么样?"以分散其注意力，使患者在轻松的环境中接受护士的操作。

通过上述例子，我们可以看出，在各项护理操作前，要向患者解释并介绍相关知识，讲解操作的目的、意义及配合方法，根据患者所患疾病、所用药物进行宣传教育。在沟通中，尽量使用通俗易懂、简洁明快的语言，让患者听清楚；同时，态度要温和，尊重患者，使患者获得亲切感、信任感，从而能积极主动地配合护士，顺利完成护理操作。

一、护理操作中的语言交流技巧

（一）护理操作中的语言沟通

护理操作中的语言沟通一般分为三大部分，即操作前解释、操作中指导和操作后嘱咐。

1. 操作前解释

（1）本次操作的目的。

（2）患者的准备工作。

（3）讲解简要的方法，说明在操作过程中病人会产生的感觉。

（4）作出承诺，使患者相信护士将用熟练的技术尽量减轻其不适感。

2. 操作中指导

（1）交代患者配合的具体方法。

（2）使用安慰性语言，分散其注意力，减轻痛苦。

（3）使用鼓励性语言，增强其信心。

3. 操作后嘱咐

（1）询问患者的感觉，是否达到预期的目标。

（2）必要的注意事项。

（3）对患者的配合表示感谢，询问患者是否还有其他需要。

【示例：护理操作用语——静脉输液】

王某，女，68 岁，退休教师，因发热待查于昨晚急诊入院。

操作前解释：

王老师，早上好，昨晚睡得好吗？现在感觉怎样？您不必太担心，今天您的体温已经有所下降了，不过由于您几天都没好好吃饭，现在我要给您输液，补充一些能量物质，以增强您的抵抗力。输液时间比较长，您需不需要先去一下卫生间？待会儿进针时会有点疼，不过我会尽量小心，请您放心。

操作中指导：

王老师，我准备打这条血管，可以吗？

王老师，准备进针了，请您握拳……好，请松拳。王老师，您现在还在发烧，要多喝水，多卧床休息，可以吃一些清淡、易消化的稀饭、面条。

操作后嘱咐：

王老师，液体已经给您输上了，谢谢您的配合。现在您有什么不舒服吗？输液速度已经调好，请您不要随意调节，您的手活动时要小心，以免药液外渗。

您还有什么需要吗？我把呼叫器放在您手边，如果有事请按呼叫器，我也会常来看您的，请您安心休息。

从上例我们可以看出，语言是护患交往中最常用、最重要的工具，语言修养是护士重要的职业素质，是人际交往相互沟通的主要方式。患者及家属可以从护士的语言修养中评价护士并决定对其信赖的程度。语言技巧运用恰当与否，对护患关系具有直接影响。临床工作中，护士进行任何护理技术操作的同时，都应清楚、明白地向患者解释。这不仅是因为患者有知情同意的权利，也是护士义不容辞的责任。通过讲解，使患者能够理解和配合操作，并感到放心和满意，有效的解释是成功护理的重要环节。

（二）成功护理的语言技巧

1. 沟通前的准备工作

无论是评估性交谈还是治疗性交谈，都是一种有目的的交谈，为了使交流成功，护士在交谈前应做细致周到的准备。具体内容有：

（1）选择合适的会谈时间。根据交谈的性质、目的计划和时间长短，再根据患者病情与入院时间、拟谈时间、护士工作安排等，选择护患双方均感方便的时间进行。

（2）明确访谈的目的和任务。即明确为什么要进行交谈，要完成的任务是什么，必要时列出访谈提纲，使护患双方的交谈都能集中在主要问题上。

（3）复习已有的患者资料。阅读病历以了解患者现在的病情和过去的病史、治疗经过以及有关本次疾病的诊治情况，必要时向其他医务人员（如经治医师）了解患者的有关情况。

（4）患者的准备。考虑患者的身体状况，如有无不适，是否口渴，是否需要上厕所等。此外，需为患者提供“心理稳定性”。

（5）环境的准备。当进行较为正式的评估性交谈或治疗性交谈时，首先要保证环境安静，减少环境中会造成患者注意力分散的因素，如关掉收音机或电视机；其次要为患者提供环境上的“隐秘性”，如关上门或挡好床旁屏风，可能的话，最好要求其他的人离开会谈的地方；最后，会谈期间应避免进行治疗和护理活动，同时也要谢绝会客。

（6）护士的准备。护士在会谈前要做好身体上和心理上的准备。护士应衣着得体，举止稳重、端庄，态度和蔼，让患者产生信任感。

2. 开场技巧

开场技巧的运用直接关系到患者对护理人员的第一印象，而这种第一印象又将影响护患关系及护患沟通的结果。在具体的实施中，首先，护理人员应礼貌地称呼对方，并介绍自己；然后，应向患者说明本次交谈的目的和大致需要的时间，告诉患者在交谈中收集资料的目的是制订护理计划。另外，要想自然地开始交谈，可采取下列方式：

（1）问候式。如：“您今天感觉怎样？”

（2）关心式。如：“这两天来冷空气了，添点衣服，别着凉了。”

（3）夸赞式。如：“您今天气色真不错。”

这些开场的技巧既可以使患者感受到护理人员的关心爱护，又可使患者自然放松，消除紧张戒备的心理，以便能自然地转入主题。

3. 提问技巧

提问是交谈的基本工具，善于提问是护士能力的体现。提问可有开放式和封闭式两种。

开放式提问通常使用的疑问词有“什么”、“如何”、“为什么”、“能不能”、“愿不愿意”等。其中，用“什么”提问，可使护士获得一般的事实和资料；用“如何”提问，可以了解到某一件事的过程、次序或情绪性的事物；用“为什么”提问，能引出对原因的探讨；用“能不能”、“愿不愿意”提问，能促进患者自我剖析。开放式提问可使护士获得有关患者的较多信息，但需要较长的交谈时间。

封闭式提问通常使用的疑问词有“是不是”、“对不对”、“要不要”、“有没有”等，患者用“是”或“否”作答。封闭式提问常用来收集资料并条理化，澄清事实，获取重点，缩小讨论范围，但话题容易局限，护士难以得到提问范围以外的其他信息。过多使用封闭式提问会使患者陷入被动的回答中，其自我表达的愿望和积极性就会受到压制。因此，封闭式提问要和开放式提问结合起来使用，效果才会更好。

4. 倾听技巧

倾听是指全神贯注地接收和感受对方在交谈时发出的全部信息（包括语言的和非语言的），并作出全面的理解。“会说”是护患沟通中必需的，“会听”同样重要。当护士全神贯注地倾听患者诉说时，实际上就向对方传递了这样的信息：我很关注你所讲的内容，请你畅所欲言吧！对方便会毫无顾忌地说下去。如何倾听，护士可从以下几方面着手：

首先，要有足够的时间和耐心倾听患者的诉说。在沟通过程中，不要轻易打断患者的谈话。必须结束时，要注意巧妙地使用结束语。

其次，倾听时要使用一些非语言行为和简单的应答。如与患者的视线保持接触，适时地点头示意，使用“嗯”、“哦”、“是的”等语言来应答患者的谈话。切忌在倾听时东张西望、心不在焉、做小动作等。

最后，必要的重复和澄清。重复和澄清是护士在倾听过程中，为了核实自己对所听到话语的理解是否准确而采用的技巧。例如，“您刚才说半夜常常感到恐惧不安，是吗?”“我还不太明白您的意思，请您再说清楚一点。”重复和澄清是一种反馈机制，其本身体现着一种负责精神。

5. 反应技巧

交谈中的反应是指倾听信息后所引起的意见、态度或行动。要想交谈成功，不仅要有良好的倾听技巧，而且在患者陈述完他所说的问题之后，要抓住主要问题，作出正确的反应。若患者讲了一大堆，而护士没有反应，患者会很失望。

（1）不正确的反应形式。在护患沟通过程中，欠妥的反应有以下几种：

①过于抽象、一般的回答。例如，“你讲的我都仔细听了，我们再和医师研究研究”或“你放心，你的病不要紧，很快就会好转出院的”。

②过于直率和不适当的坦诚。例如，“你的病看来很重，不一定能治好，你要有思想准备”或“你的病目前医学上没办法，你准备准备吧”。

③过于肯定，未留余地。例如，“你的病不出半个月就能治好”或“手术一定不会有什么问题”。

④过于超前、过分的反应。例如，当新入院的患者在向护士诉说其对住院的担心时，护士在彼此还不了解的情况下说：“您住进医院，我们就是您的亲人。”“您就是我的长辈，我就是您的女儿。”这些话对于一个十分陌生的患者来说，不会起到好的作用。

（2）反应时应注意的问题。护士在与患者交谈时，要掌握正确的反应要点和逻辑思维方法，同时注意以下问题：

①不急于下结论。一般人很少在谈话之初就说出他们真正的重点问题，通常需要时间去想一想他们要说的，以提出真正令他们困扰的问题，所以一个好的谈话者应该努力弄清对方的全部谈话内容，并在把握了对方表达的意思和感受后才能下结论，否则会使交谈失败。

②不作无关应答。谈话时不要对所讲的事作出无关的应答，无关的应答可能会使对方感到无所适从，或者使对方感到护士根本没有专心倾听，或者使对方感到自己所说的事情没有价值，自尊心受到伤害，甚至误以为护士有恶意。

③不作虚假保证。过于具体和肯定的保证、过度热情的允诺，虽然容易给患者以鼓舞，但也容易使患者产生怀疑，感到护士没有对他讲真话，从而增加患者的疑虑，也给护士留下后患，引起护患纠纷。

6. 阐释技巧

阐释是叙述并解释的意思。患者常常心存许多问题或疑虑，如诊断及治疗的反应、病情的严重程度、预后、各种注意事项等。这就需要护士运用阐释技巧进行解释。

护患沟通中的阐释常用于以下四种情况：

（1）解答患者的各种疑问，消除不必要的顾虑和误解。

（2）护士在进行护理操作时，向患者阐述并解释该项护理的目的、注意事项等。

（3）护士以患者的陈述为依据，提出一些看法和解释，以帮助患者更好地面对或处理自己所遇的问题。

（4）针对患者存在的问题提出建议和指导。护士的这些提议和解释，对于患者来说，是可以选择的，既可以接受，也可以拒绝。

阐释应有助于患者认识主观或客观上存在的问题，为患者提供新的思维和方法，重新认识问题，从困惑中走出来。总之，阐释应使患者感到有益。阐释较多地用于治疗性交谈中。

例如，有一名冠心病患者，得知诊断结果后悲观绝望，恐惧焦虑，认为冠心病是绝症，怕这怕那，尤其怕突然死亡，不敢活动。护士在了解他的想法后，在对他的心情表示理解和关心的基础上，进一步向他阐释了冠心病的发生机制和治疗方法，指出其危险的一面，但也指出危险的发生是可以预防的，休息是相对的，活动是必要的，冠心病患者仍然可以在一定范围内正常生活和工作，并与患者一起制订康复计划，使患者重新认识疾病，纠正原有的错误看法，积极投入治疗和康复活动中。

在运用阐释技巧时，要注意给患者提供接受和拒绝的机会，即让患者作出反应。阐释的基本步骤和方法是：

（1）尽力寻求对方谈话的基本信息，包括语言的和非语言的。

（2）努力理解患者所说的信息内容和所表达出来的情感。

（3）将自己理解的观点、意见用简明的语言阐释给对方听，要尽量使自己的语言水平与对方的语言水平保持接近，避免使用难以理解的词语。

（4）在阐释观点和看法时，用委婉的口气向对方表明自己的观点和想法并非绝对正确，对方可以选择接受或拒绝。例如，可用下列语言以求对方的反应：“我这样说对吗”、“我的看法是……不知对不对”或“你这样做行吗”等。

（5）整个阐释要使对方感受到关切、诚恳和尊重，目的在于明确自己的问题，并知道该怎么做才有利于问题的解决。

7. 安慰技巧

患者总是容易对自己的病产生很多顾虑和担忧，或将疾病看得过于严重而引起害怕和不安的情绪。因此，安慰性语言是一种对各类病人都有意义的一般性心理支持，它可使新患者消除陌生感，使恐惧的患者获得安全感，使有疑虑的患者产生信任感，使紧张的患者得以松弛，使有孤独感的患者感到温暖。

在安慰时，护士应对患者有高度的同情心，理解患者的处境，体察患者的心情；应针对不同的患者选用不同的安慰性语言，如“你的病不算严重”；“俗话说‘病来如山倒，病去如抽丝’，你的病要慢慢调养，太着急了容易伤身体”；“既来之，则安之”，等等。

患者的抗病意志和信念在治疗过程中起重要作用，护士可向患者说明病情，启发患者正视现实，认识对自己有利的一面。要根据患者不同的具体情况，鼓励患者树立新的奋斗目标，激发战胜疾病的坚强意志，使其对前途充满信心。可引用别人战胜疾病的事例来鼓励和安慰病人。例如说：“某某比你的病严重得多，现在都好转了，你的病也是很有希望的”；“你看起来好多了”；“这种药效果很好，许多病人服后都有好转，你不妨也试试”。俗话说“良言一句三冬暖，恶语半句六月寒”，美好的话语有益于患者的身心健康，能起到辅助治疗的作用。

二、护理健康教育的语言交流技巧

1. 个别教育

个别教育又称个别谈心，是最有效的口头宣传方式，具有随时随地、简便易行、针对性强、反馈及时等特点。在教育过程中，护理人员要充分运用语言技巧，注意在语言的运用方面努力做到“十要”：语言要正确、语言要准确、语言要明确、语言要有逻辑、语言要朴实、语言要丰富、语言要精练、语言要纯洁、语言要生动、语言要谐美。

2. 健康咨询

健康咨询是以问答形式传播健康知识，解难释疑，指导健康行为的有效方法，其特点是方便灵活，沟通顺畅，信息损失少，沟通效果好。

从事健康咨询工作的护理人员应有较高的思想素质、专业素质及良好的语言表达能力。对于患者提出的问题，要给予明确的答复，涉及医学理论的尽可能深入浅出、通俗易懂，使患者对所持疑团犹如冰释雪融，清楚明白。当遇到一时解释不清或回答不了的问题时，切不可为顾及面子而敷衍塞责，含糊应付，可先对患者解释：“您提的问题我现在不是特别清楚，等查阅了相关资料我再给您答复，行吗?”

3. 专题讲座

专题讲座是就有较普遍意义的某个健康问题进行的健康教育活动，具有针对性强、目的明确、内容突出的特点。

承担健康知识专题讲座的护理人员，除了自身要有系统、全面、扎实的理论基础和良好的心理素质之外，还要懂得一些授课技巧。其中最为重要的语言技巧为：

（1）巧妙设计开场白。开场的方式很多，如提问式：直接用问题使患者陷入思考，以求甚解；新闻式：引用与专题相关、社会反响较大的新闻事件引起患者的重视。

（2）熟练运用语言技巧。要使讲座达到预期效果，在语言表达上必须具有一定的技巧。其要点可用一个英文单词 RIVER 来概括，据词意，是希望语言如河流一样流畅。事实上，这是五个语言要点的英文首写字母的缩写，即速度（Rate）：语速过快，使人没时间对信息进行消化吸收，语速太慢则容易让人昏昏欲睡，应根据讲座内容、患者反应对语速进行调整。语调（Inflection）：讲座的吸引力在一定程度上依赖于抑扬顿挫、起伏多变的语调，护士要通过语调的变化来强调重点，突出主题。音量（Volume）：声音要洪亮，让所有的患者都能够听到。吐字清晰（Enunciation）：口齿要清楚，吐字清晰，不要吞音。停顿（Rest）：停顿是对内容进行划分的重要方法，但要掌握好停顿的时间，并注意停顿时不要有“啊”、“嗯”等习惯语。

（3）画龙点睛结束语。好的结束语可使讲座收尾有力，令人回味无穷。例如，呼吁式的结束语可激发患者的热情；选用名言警句作为结束语可再次点明主题，增强说服力。

4. 座谈会

座谈会是一种带有讨论性质的口头教育形式，它的特点是人数较少、精力集中、针对性强、可及时反馈信息。

护理人员在座谈会中的职能主要是组织、协调和引导。会前护士要做好各方面的准备：要有明确的、贯穿始终的中心议题；要具备消除座谈会中讨论障碍的技巧；要能把大家的意见归纳起来，作出正确的结论，对与会者予以鼓励和鞭策。

【示例：糖尿病门诊健康咨询】

护士：大爷，早上好，您需要咨询什么问题？

患者：医师说我是糖尿病，让我戒烟，我不明白患了糖尿病为什么要戒烟呢？

护士：哦，是这样的。因为香烟中的主要成分为烟碱，它会增加我们体内的一种激素——肾上腺素的分泌，导致血糖升高；同时烟碱还会使心率、血压升高，使供应心脏血液的冠状动脉血流量减少，从而加重病情，所以您最好能够戒烟。

患者：我还听人说糖尿病患者不能多喝水、多吃饭，可我老觉得口渴、肚子饿，怎么办？

护士：大爷，我们先说喝水的问题。有人认为糖尿病就是喝水多、小便多，所以就控制饮水。这其实是很危险的。由于糖尿病患者的血糖比较高，小便时尿中会带走部分水分，使体内水分相对减少，引起口渴感，这是一种人体的自我保护现象。如果不补充水分，会造成血糖过高而无法排出体外，可能导致一些严重后果。因此，除了一些特殊情况外，一般都不必限制饮水。另外，糖尿病患者的确需要限制饮食，当您觉得饿时，可吃一些低热量、高容积的食物，比如西红柿、黄瓜等，平常多吃粗粮代替细粮。只要控制得好，糖尿病也没什么可怕的。

患者：我明白了，谢谢你，姑娘。

护士：不用谢，您如果有什么不明白的，还可以来找我。

患者：好的，再见。

护士：再见，您慢走。

第三节　临床护理沟通与交流的其他途径

一、非语言沟通交流的方法与技巧

非语言沟通是指借助于非语言符号（如姿势、动作、表情、呻吟、接触等）实现的沟通，通常称为体势语言。语言表达在沟通中只起方向性及规定性的作用，而非语言才能准确地反映出人的思想及感情。非语言沟通在护患交往的过程中具有特别重要的意义，护士随意的举手投足都在传递沟通的信息。为融洽护患关系，护士要尤其注意加强非语言沟通的技巧。

（一）注重仪表

仪表，指人的外表姿容，包括人的服饰、仪容、姿态、风度等。有研究发现，84%的人对另一个人的第一印象来自他的外表。护士的仪表服饰能引发患者的心理活动，对患者的治疗、康复也会起一定作用。护士保持着装整洁、仪表端庄，可使患者产生安全感、信任感；反之，如果一个护士上班时衣冠不整、邋邋遢遢，可能会导致患者对其失去信任感。因此，护士的仪表修饰，除了应遵守一般的着装规则外，还要体现出护士职业特有的要求。护士仪表修饰的总体原则是整齐清洁、简约端庄，衣、帽、鞋、袜等的穿戴都要给患者以端正、庄重、高雅的感觉。

（二）注重表情和体态

在人际交往中，一颦一笑、举手投足、站立坐行都会在一定程度上透露人的内心活动、情绪状态、健康状况和自我概念。表情和体态相当于无声的语言，是对有声语言沟通的必要补充，有时也会产生特定的效果。

表情是护患非语言沟通中使用最为广泛的一种形式。例如，护士亲切自然的表情、得体的姿势，会给患者留下良好的印象，并使患者对护士的护理活动产生信心。相反，护士表情冷漠、体态不雅，会加大护患间的感情距离，并使患者对护士工作的正确性和责任感产生怀疑。在护理工作中，护士不仅要善于从患者的面部表情收集信息，还要意识到自己面部表情的重要性，注意控制那些容易引起误解或影响护患关系的面部表情，如皱眉、撇嘴角等。因为患者时常会很注意观察护士的表情，并将它与自己的病情或需要联系起来。例如，患者问："我得了什么病？是不是活不了几天了？"这时即使护士最轻微的面部表情变化，也会给患者带来很大影响。在护患沟通中，最常用、最有效的表情是微笑。护士的微笑能消除患者的陌生感，缩短护患间的心理距离。患者焦虑时，护士的微笑就是"安慰剂"；患者恐惧时，护士从容镇定的笑脸，能给患者以安全感。微笑是世界上通用的语言，是护患沟通的法宝，做好微笑服务要注意：①经常面带微笑；②微笑应该适度。

体态体现在人的举手投足中，优雅的体态是一个人健康、有教养和充满自信的表现。护士工作时体态是否得体，可以反映其职业修养和护理效应。例如，当患者侧卧不言语时，护士主动靠近患者站立，身体微微前倾，耐心询问，可以给患者体恤、安慰的感受。护士应加强形体语言沟通技巧的培训，对护士体态的基本要求是秀雅合适、端庄稳重、自然得体、优美大方。站立坐行都应体现护士的职业素养，使患者感到亲切、可信、放心。

（三）注重目光和体表接触

目光，即通常所说的眼神。有人认为，人际交往中80%的信息是通过视觉传输的。目光接触是非语言沟通的主要信息通道，既可表达和传递情感，也可显示个性的某些特征，并能影响他人的行为。在护患沟通中，护士与患者保持目光接触，表示尊重对方，并愿意倾听对方的讲述。缺乏目光接触则表示焦虑、厌倦、轻视。例如，患者或家属前来询问某事，护士口头上应着，但没有看对方一眼，只顾忙自己的事，就会给人一种冷漠、怠慢的感觉。护士与患者的目光接触，还可产生许多积极的效应：护士温和的目光可使新入院的患者缓解焦虑，亲切的目光可使孤独的患者感受到亲人般的温暖，镇定的目光可以给恐慌的患者带去安全感，鼓励的目光可以给沮丧的患者以自信，而安详的目光可使濒死的患者减轻对死亡的恐惧等。

护士目光的运用应注意避免以下几种：①从头到脚看患者，表示审查对方；②面无悦色地斜视患者，表示鄙视患者；③倾听患者讲话时四处张望，表示心不在焉，不尊重患者等。

体表接触是非语言沟通的特殊形式，包括抚摸、握手、依偎、搀扶、拥抱等。体表接触所传递的信息，往往是其他沟通形式所不能取代的。必要的体表接触是护患交往的积极有效的方式，是心理支持的重要方法，通过体表接触可以表达关心、理解、体贴、安慰，有助于促进建立良好的护患关系。例如，护士紧握重症或垂危患者的手，或搀扶行动不便的患者，用手轻触高热患者的额头，经常给卧床患者按摩擦浴等都会使患者感到愉快舒适，感受到护士的一片爱心；产妇剧痛时，护士紧握她的手，并不时地为她擦汗，表示了护士“我知道你的痛苦，我在关心你”的心声，使产妇产生安全感；当患者焦虑害怕时（如在手术台上）护士握握患者的手，表示“我在你身边，我在帮助你”，可使患者减少恐惧，稳定情绪；在儿科病房，必要的抚摸、拥抱、轻拍可使烦躁、啼哭的婴幼儿安静下来，同时可消除他们的“皮肤饥饿”，促进其身心的健康发展。这样的体表接触，加强了人与人之间的感情，给予服务对象心理上的安慰和精神上的支持，表达了关心和同情的职业情感，是一种无声的抚慰，有时这种体表接触会起到比语言更大的作用。当然，需要注意的是，体表接触可以产生正效应，也可以产生负效应。影响体表接触的因素有性别、社会文化背景、触摸形式及双方关系等，若使用不当，反而引起不良作用。

（四）注重护患沟通距离

距离因素与沟通关系密切，因此，在沟通交流时要注意运用合适的距离。美国心理学家爱德华·霍尔（E. T. Hall）将人际沟通的距离分为四种：

（1）亲密距离，约0.5米以内。在此距离通常是低声或耳语，话题往往具有私密性，而且也包括身体接触。因此，这是一种知心密友、父母与子女之间或夫妻、情人之间关系的距离。

（2）个人距离，约0.5~1.2米。适用于亲朋好友之间的交谈，也是在进行非正式的个人交谈时经常保持的距离。

（3）社交距离，约1.3~4.0米。当交流双方不熟悉时，这是最有可能保持的一种距离，也是正式社交或公务活动中常用的距离。

(4) 公众距离，大于4.0米。这是人们在较大的公共场合所保持的距离，常出现在作报告、发表学术演讲等场合。

护士应根据患者的性别、年龄、病情等，因人而异选择沟通距离。某些护理操作必须进入亲密距离方能进行，如护理查体、口腔护理、皮肤护理等，此时应向患者解释或说明，使患者有思想准备并配合，避免患者产生紧张不安或不适感。护患交流、收集资料、采集病史或向患者解释某项操作时，应采用个人距离，表示护士对患者的关切、爱护，也便于患者听清楚护士的嘱咐，同时也使护患双方都感到自然舒适。在查房中站着与患者对话，或与其他医护人员一起讨论病案、交接班时，常用社交距离。对老年患者和儿童，沟通距离可近些，以示尊敬或亲密，与年轻异性患者的沟通距离不宜太近，以免产生误会。

【示例：护患非语言沟通】

某日，一名急性肠胃炎女患者被家人搀扶到内科病房。在此之前，该科已接到电话通知，知道该患者马上就到。

患者入科，护士快步迎上前来，面带微笑，轻轻点了点头，说："您好，请跟我来。"然后与家人共同搀扶患者来到病室，安排好床位。

护士见患者表情痛苦，手按腹部，得知患者病躯疼痛，于是蹲下身来，为患者脱掉鞋子，扶助其上床，给患者盖好被子。此时，患者长舒了一口气，以示轻松。

护士用手摸了摸患者额头，又手触其腕部，测了脉搏，接着量了体温和血压。

护士的视线始终与患者接触，此时患者用手指了指桌上的水杯，还未等家属过来，护士已将水杯递到了患者手里。患者面露感激，说："谢谢！"

护士向患者介绍了一些医院的基本情况，如医院的环境、卫生间的位置、医院的制度、每日护理时间、查房时间、探视时间等。当护士要离开病房时，患者扬手，以示再见。护士微笑点头致意后离去。

二、几种特殊情况下的沟通技巧

（一）与特殊病程患者的沟通

（1）急性病患者。这类患者的特点是：发病急、病情重而需要紧急抢救，患者往往产生恐惧、悲哀、无助、绝望等消极情绪。护士沟通技巧：应与急性病患者进行有效沟通，热情接诊，使患者感到在危难之时遇到了亲人一般。

（2）慢性病患者。这类患者的特点是：情绪变化不定，有时人格会发生一些改变，情感脆弱、谨小慎微、被动依赖、以自我为中心等。护士沟通技巧：与这类患者沟通，需紧紧围绕慢性病病程长、见效慢、易反复等特点。如慢性病患者多出现疼痛、发热、呼吸困难等症状，易引起不良情绪，护士应亲切安慰，并及时妥善处理，安慰鼓励，使患者不断振奋精神，顽强与疾病作斗争。

（二）与特殊病情患者的沟通

（1）传染病患者。这类患者的特点是：自己遭受疾病的折磨，并感到自己成了对周围人造成威胁的传染源而产生自卑、孤独、敏感、猜疑等心理。护士沟通技巧：了解传染病患者的心理活动特点及情绪变化，并给予同情和理解。解释暂时隔离的意义，耐心指导他们如何适应暂时被隔离的生活，用言行使患者感到温暖、可信、可亲，成为患者精神上的依靠。

（2）精神病患者。这类患者的特点是：呈现较多的人际关系冲突及心理问题，如对家人和同事的不满、怨恨，负向自我概念等。护士沟通技巧：以观察和开放式沟通技巧为主，给患者诉说病情和心情的机会；选择彼此都感兴趣的话题；意见不同时不要与之争论，接纳和确认患者的感受，做一个安静耐心的倾听者，适时给予恰当劝慰等。

（3）临终患者。这类患者的特点是：易出现绝望感、接受心态以及害怕被人抛弃的孤独感，希望亲人在身边陪伴。护士沟通技巧：应重视临终患者的微小愿望，尽可能满足临终患者的身心要求。此时此刻不应让亲属回避，应让家属握住患者的手，使之感受到亲人对他的关怀，从而安详离开人世。

（三）与特殊情绪患者的沟通

（1）愤怒的患者。这类患者的特点是：情绪激动，或哭或闹。护士沟通技巧：①保持耐心和镇定，视其愤怒为一种正常反应，尽量让患者表达和发泄愤怒或不满；②表示理解，动之以情，晓之以理，尽最大能力与患者沟通，缓解他们心理上的压力，稳定他们的情绪，使其身心尽快恢复平静；③注意语气，谦和但有原则。

（2）悲哀的患者。这类患者的特点是：当患者患了绝症或受到较大的心理打击时，会产生失落、沮丧、悲哀等情绪。护士沟通技巧：护士可以鼓励患者及时表达自己的悲哀，允许患者独处；还可应用鼓励、发泄、倾听、沉默等技巧表示对患者的理解、关心和支持，多陪伴患者，使其尽快摆脱悲哀，恢复平静。

（四）与特殊障碍患者的沟通

（1）失语患者。这类患者的特点是：无法或不便于与他人进行交流，患者常烦躁不安、悲观易怒，甚至伤人毁物等。护士沟通技巧：①手势法：用手势进行护患信息沟通，如张口表示吃饭，手掌上下翻动表示翻身等。护士应反复向患者讲解示范，直至其记清位置，并检查其能否掌握运用。②实物图片法：利用实物图片，让患者与他人进行简单的交流，解决实际需要。例如，手拿茶杯图片表示要喝水，拿碗筷图片表示要吃饭等。这种方法最适合与有听力障碍和理解障碍的患者交流。③文字书写法：对一些文化素质高的患者，他们多乐意以书写的形式与人交流。

（2）其他感知觉障碍患者。这类患者的特点是：有听力或视力等感知觉障碍，易出现沟通困难。护士沟通技巧：①对听力障碍患者：护士可以应用非语言沟通技巧如面部表情、手势或书面语言、图片等与患者沟通。②对视力障碍患者：护士可以用触摸方式表示关心，注意护理操作等的解释，避免或减少非语言信息。③对无意识患者：护士可持续用同一句话、同样的语调反复与其说话，触摸也是一种有效的沟通途径。

三、临床护理工作中常用的沟通方法与技巧荟萃

（一）门诊导医，服务台用语

患者询问时，应说："您好，有事请尽管说。"

如果有人询问某人或某科室，应正确地指引："请跟我来。""请走这边。""请上×楼××科找××人，如果没找到，请与我联系，我将尽力给予帮助。"

患者属老弱病残或行动不便者，导医护士应说："请跟我来，我带您到××科就诊。"

患者想留言或有意见时，应说："请将意见和建议写在意见簿上。"不愿写的应说："欢迎您提意见和建议。"

遇急需处理的危重患者时："根据您的症状，请您挂×科××医师的号。""您的情况特殊，请跟我来（看医师或做特殊处理）。"

（二）住院病区接诊用语

"您好，请坐，我是主班护士×××，请把入院手续给我，我马上为您安排床位。"接过入院证，安排床铺，建立病历，同时测血压，量体温："请您把胳膊伸过来，我为您测血压。""请您量一下体温。"扶住患者并说："请您称一下体重。"

介绍住院须知、管床医师和责任护士等，然后将患者护送到病房（行动不便者搀扶）："我送您到病房×号床。"到病房后应说："这是您的床铺，这是您用的脸盆、床头柜和椅子，请您好好休息，有事请按呼叫器（告诉其正确使用方法），我随时会来。"离开病室时，应说："您先休息，请不要离开，您的管床医师马上会来为您诊治。"

责任护士自我介绍时应说："我叫××，是您的责任护士，负责您的治疗和护理，如果有服务不周的地方，请您随时提出来，我将及时改正，希望我的服务能让您满意！"

(三) 注射用语

“您好，请把病历、注射单和药品给我好吗?”(门诊注射室)

“请问您叫什么名字? 以前用过这种药吗? 过不过敏? 家里人有没有过敏的?”

“现在给您做××(药物)过敏试验，需要等20分钟观察结果，请不要离开，也别用手摸它，20分钟后，我来看结果。如感到不舒服，请及时告诉我或按传呼器。”

“请问您今天想注射什么部位(有什么要求)?”

“现在给您打××针，请您把裤子往下拉一点，我给您打针，请不要紧张，可能会有一点儿酸胀感，一会儿就好。请坚持一下，好吗?”

“打这个针会稍微有点疼，我会慢慢给您推药的。请坚持一下，好吗?”

“您好，现在要给您的孩子打个××预防针(洗个澡)，请您放心!”

“小朋友，你叫什么名字? 阿姨给你打个针，勇敢点好吗?”

“您好，您的孩子叫××吗? 现在给他输液(打××针)，请协助一下好吗?”

“您是第一次用青霉素，请在这里等30分钟观察一下，如果没有不良反应和不适，您再离开好吗?”

注射完毕后，应嘱咐患者:“请按压3到5分钟，不要揉。”

(四) 输液用语

“您好，请把病历、输液单和药品给我好吗?”

“您做过××(药物)过敏试验吗?”

“您叫什么名字? 马上给您输液，输液时间较长，您需要先上厕所吗? 输液过程中上厕所不方便。”

“请伸出您的手，我为您选择注射部位。今天打这条血管好吗?”

当第一次穿刺失败时，应歉意地说:“对不起，给您增加痛苦了，再请您配合一下好吗?”

液体输上后应对患者说:“您今天输的是××药，起××作用，应注意×

×；如果有什么不适，或有什么需要，请您按传呼器，我会马上来看您的!”

“您心脏不好，输液速度要慢一点，请您不要自己调节滴速好吗?”

“液体中含有××，输液速度要慢一点，否则会有一点儿疼，请您配合一下。”

（五）治疗用语

“您好，请把病历和治疗单给我好吗?”

“现在给您做××治疗，会有一点儿不舒服（会有一点儿疼），请坚持一下，很快就会做完的。”

“现在为您清洁皮肤（灌肠、抽血等），请配合一下好吗?”

“您好，现在给您按摩一下皮肤（清洁一下口腔、翻一下身体）好吗?”

“您的刀口敷料湿了，请不要着急，我马上给您处理（找医师来处理）。”

“这是您的药，请服下好吗？要注意多喝水。”

“您的治疗做完了，谢谢合作。请注意休息。”

（六）换药用语

“现在给您换药，伤口消毒（或换纱布条）时会有一点儿疼，请坚持一下好吗?”

“伤口恢复得较好，请您×天后再来换药好吗?”

（七）手术用语

“您好，明天上（下）午×时给您做手术（××检查），请您记住明天早晨（中午）不要吃东西，也不要喝水。”

“您叫什么名字？马上就要给您做手术了，请躺（坐）好，不要太紧张，有什么不舒服的，请随时告诉我。”

“您的手术做完了，谢谢合作。”

“给您取个病理标本，×天后到门诊×楼病理科取报告单。”

“×天后，请到×楼门诊换药室换药。您走好。”

“您不用紧张，我会一直陪着您。”

“您抓住我的手，有什么不舒服就请告诉我。”

“我们的医师都相当负责，您的手术会很顺利的，请您不必担心！”

“您的亲人都在外面候着，他们都在为您祝福，希望您能勇敢些。”

对患者家属应经常告知手术的进展情况：“请您不要离开，我们将随时告诉您手术的进展情况。”“手术正在进行，一切顺利，请您不必担心。”

术后到病房访视时：“我是手术室护士××，您现在感觉怎么样？”“您对我（手术室）的工作有什么意见或建议吗？”“请您讲一讲在手术室的感受，便于我改进工作。”

（八）值班护士用语

“您好，我是护士××，今天晚上我值班，现在来看看您。感觉怎么样？晚上如有什么事，请按呼叫器联系。”

观察患者病情时应说：“您现在还有什么不舒服？服药（或手术）后感觉怎么样？您有什么需要我转告或办理的，尽管吩咐，不必客气。”当患者提出的问题自己无力解决时，应主动说：“我去叫护士长（或您的主管医师）。”

患者呼叫器响后，应及时来到床边并亲切询问：“请问您需要什么帮助吗？”如果发现病情变化，应说：“请您稍等一下，别着急，我这就去请医师来。”

进出病房时应养成先敲门的习惯，进入病房先问候患者：“请问您今天感觉怎么样？”“今天好点了吗？”“××（根据年龄、性别礼貌称呼），我现在为您量一下体温，请您伸出手，我为您数一下脉搏。”退出病房时，应说：“您还有什么需要吗？”“您请休息！”“您有什么需要请随时找我。”出门后轻轻关上门。

患者出院时，道声：“请慢走！”（忌说：欢迎您再来）“您好，为了改进我们的服务，请您多提宝贵意见和建议！”“您提的意见很好，我们一定会认真改进的。感谢您对我们工作的理解与支持。”

【示例：护理操作中的交流——真空管采血】

张某，男，48岁，经理，因发热待查入院。

操作前：

护士（面带微笑解释）：“张经理，早上好，昨晚睡得好吗？现在感觉怎样？由于您还在发烧，医生开出医嘱要抽血化验各项生化指标及血常规情况，以便查找发热原因。待会儿进针时会有点儿疼，不过我会尽量小心，请您放心，也请您配合一下，好吗？”

护士准备抽血用物，动作轻柔，自然大方。

操作中：

护士（面带微笑）：“张经理，我准备扎这条血管，请问可以吗？”

护士（面带微笑指导患者配合操作）：“张经理，准备进针了，请您握拳……好，请松拳。（按步骤熟练轻巧操作：选择静脉→扎压脉带→消毒→用蝶翼针穿刺→接上真空管采血→屈曲采血针后分离真空管→松压脉带→拔针→混匀血液）张经理，您现在还在发烧，要多喝水，多卧床休息。”

操作后：

护士（面带微笑嘱咐）：“张经理，已经抽好血了，谢谢您的配合。现在您有什么不舒服吗？请您在扎针的部位按压大约5分钟，多按压一会儿对止血会有好处的（示范按压动作）。”

护士（面带微笑）：“请问您还有什么需要吗？我把呼叫器放在您手边，如果有事请按呼叫器，我也会常来看您的，请您安心休息。”

（史瑞芬　陈瑜）

第四章　临床护理教学查房技能

临床教学形式多种多样，临床护理教学查房以其形式生动活泼、内容丰富、过程简单、记忆深刻的特点为众多临床教师所采用。临床护理教学查房可以帮助护生较好地明确患者的护理问题及所采取的护理措施，以及针对此类患者应如何制订护理计划，是临床护理工作中为了提高护理质量及临床教学效果采取的一种较好的教学方式。

第一节　临床护理教学查房概述

一、临床护理教学查房的概念和目的

临床护理教学查房不仅能够提高护生及护理人员的业务素质而且能确保护理工作质量。临床护理教学查房是护理查房的一种，它以个案或病种为查房对象，是以传授专科理论和技能、介绍护理实践经验或某种先进技术为主要内容的护理查房。临床护理教学查房主要面向护士及学生，查房的对象可选择危重病人、大手术病人、急症病人及疑难病例等，其主要目的是解决临床护理工作的实际问题和提高教学水平，促进各层次护士及学生的业务学习，巩固护士及护生的医学基础知识，加深其对整体护理中护理程序的理解，培养其发现问题、解决问题的能力，同时丰富临床经验，集思广益，解决疑难问题，评价护理计划及护理病历的书写质量、措施落实情况和效果，及时发现不足并提出修改补充意见，不断提高查房质量。

二、临床护理教学查房的类型

临床护理教学查房包括两种类型，一种是由临床护士（包括进修护士、

实习护士）参加的有护士长或护理部组织的护理查房，是从临床业务查房内容中选择一种疾病或问题为重点而进行的查房；另一种是由带教老师负责，按护生所在学校的教学大纲、教学计划、课程要求，选择适当的病例组织护生进行的护理查房。

对护生的教学查房由带教老师或护士长主持，按护理教学大纲计划，选择具有专科特点的典型病例，结合临床实际情况进行。从患者入院时的护理体检到制订护理计划及措施等方面进行讲解，指导护生掌握如何进行评估、收集患者资料、分析患者心理状态、作出正确的护理诊断及制订护理计划并实施。培养护生独立工作的能力和分析问题、解决问题的能力。在讲解理论的同时可配合示教、练习等，使护生能系统地掌握实际操作要领，如交流技巧、护理查体、入院介绍、术前指导、出院指导、功能训练等，逐步掌握运用护理程序，为患者提供护理的基本技能。此类型的护理查房要求提前告诉学生做好各方面的准备，以提高教学查房的效果。

三、临床护理教学查房的形式与特点

1. 临床护理教学查房的形式

临床护理教学查房的形式主要有以下几种：①以疾病为中心、以教师为主体的传统教学查房；②以问题为基础，以学生为主体的问题讨论式教学查房；③以护理程序为框架的整体护理教学查房；④急重症及死亡病例的临床护理教学查房；⑤对比性查房形式；⑥护理技术操作示范性教学查房；⑦医护结合进行护理教学查房。

2. 各护理教学查房形式的实施及特点

（1）以疾病为中心、以教师为主体的传统教学查房。传统的教学查房是在生物医学模式下形成的，主要针对疾病的相关理论知识。

实施：指定教师预先准备病例，查找资料，并将发言的内容分配到个人，每人只需记住疾病相关的生理、病理、临床表现、诊断、治疗、护理等中的一部分内容，查房时教师按传统课堂教学方式讲授疾病相关理论并进行提问，每人发言时只讲自己准备的内容。

特点：通过这种形式，学生可达到获得、累积知识的目的。该方法以教师为中心，内容僵化，学生被动地、消极地参与，没有启发性地发现护理问题、学会解决问题；查房气氛不活跃，仅做护理疾病的讨论，存在着只见疾病不见人的做法。该方法并未改变学校课堂传统的灌输知识的教学方式，这种形式的查房重知识的传授而轻能力的培养。传统护理教学查房因存在较多弊端，目前已少用。

（2）以问题为基础，以学生为主体的问题讨论式教学查房（Problem-Based Learning，又称问题定向教学法）。随着护理事业的发展，传统的教育模式已不适应现代护理观（即整体护理观、独立学科观、职能扩延观、护理过程系统观）的教学要求，必须深化教学改革。问题讨论式教学查房是以病人问题为基础，以教师为引导，以学生为中心的小组讨论教学查房方式。

实施：教师将学生在临床实习接触较多、有感性认识，且有实用性的内容以及在实习中遇到的亟待解决的问题进行查房，查房前教师先选择好病例，设置好讨论的问题，让学生带着问题去看书，查阅资料，围绕问题进行思考；查房时以学生为主讲，教师引导学生讨论相关的问题，学生自由发言，但要人人参与，教师要鼓励学生积极思考，踊跃发言，提出自己独特的见解，最后由教师进行总结点评。Chien 等评估了一种合同学习（Contract Learning）模式，学生根据自己的兴趣和实际需要，教师依据教学要求，相互达成协议，确定以后护理教学查房的内容及标准；这样学生带着问题去学习，提高了学习兴趣和主动性；教师带着问题去查阅资料，提高了教学查房的质量。

特点：该教学查房的特点是以临床问题作为激发学生学习的动力和引导学生把握学习内容的方法，让学生在护理实践中将所学到的知识运用到具体患者身上，满足患者需要，解决患者实际问题，同时应验学生的科学思维和解决实际问题的能力，并检验护理查房质量乃至整个教学效果。此形式能充分发挥学生的主体作用，改变以往学生被动学习的方式；激发学生学习的主动性、自觉性和创造性；培养学生独立分析问题、解决问题的能力；体现了创造教育的教育思想，适应了“知识中心型”教育转变为“能力中心型”教育，致力于培养开拓型的护理人员。问题讨论式教学查房有较多优点，但对教师及学生要求较高，适合于综合素质较高的教师及本科护生，且要求学生对讨论的内容有一定的基础，可安排在科室实习后阶段进行。此类教学查房尚处于探索阶段，需不断实践和完善。

（3）以护理程序为框架的整体护理教学查房。自从整体护理开展以来，护理查房的指导思想就有了显著的改变。以护理程序为框架，围绕患者的整体护理来进行的教学查房在整体护理病区越来越普遍。

实施：该方法是由责任护士做中心发言人，通过问病史和体查评估患者，收集资料进行分析，引导学生针对存在哪些护理诊断或问题，需要哪些护理措施及措施是否到位、尚需改进的护理措施、护理效果如何等进行分析讨论。这种查房方式从评估、诊断、计划、实施、评价五个阶段正确评价患者，体现了以患者为中心的整体护理。

特点：查房的重点放在病房内，患者得到了怎样的护理，护士为患者解决了什么问题，患者向健康目标迈进了多少。该方法打破了传统的护理查房模式，从重疾病查房转向对患者整体护理的查房，让护生掌握整体护理基础知识，按护理程序护理患者，提高了整体护理能力。此类教学查房适用于整体护理在实习病区进行。但是框架的设置限制了学生的思维，不利于培养护生的评判性思维。

（4）急重症及死亡病例的临床护理教学查房。对急重症、疑难、死亡个案的护理计划的实施及效果、经验教训等进行的全面性查房。

实施：由高年资护士或护士长提前准备好患者的资料，查房时先汇报病情、治疗、护理经过并突出护理难点、抢救措施及并发症的护理等，结合病例和理论知识，围绕此患者的护理难点、抢救程序、各类抢救物品的使用方法及注意事项、死亡原因、临终护理等情况引导学生进行分析讨论，讨论中穿插一些管理制度，如危急重症患者的抢救制度、交接班制度、查对制度等，最后由高年资护士或护士长进行总结。

特点：此类教学查房，由于患者病情急重、复杂多变，护理工作难度大，要求学生要掌握丰富的专业技术及抢救技能，通过病例讨论可提高学生应急应变能力和判断能力；把各项管理制度联系实际进行讲解，可提高护生的责任心。通过讨论，寻找在护理工作中取得的成功经验和存在不足的地方，针对存在的问题进行讨论和讲解，提高了护生业务知识及急救操作技能，也是检查和评价护生工作质量的有效方法之一。此类临床护理教学查房适用于急重病及抢救较多的ICU、急诊室、心血管及脑科等科室，具有一定的局限性。

（5）对比性查房形式。

实施：可分为横向比较和纵向比较两类。横向比较一般是对同一疾病且接受同一治疗方案，在不同的个体状况中找出共性和个性的查房，如接受放疗的不同淋巴瘤患者间的比较，以制订更加个体化的护理方案；纵向比较一般是同一疾病的不同病因、不同治疗方法、不同阶段的个体状况中找出共性和个性的查房，如同为胃癌患者早、中、晚期的比较，从而找出不同阶段的护理重点。

特点：通过对比分析，使护理人员避免生硬地将书本理论应用于临床病例中，应根据患者的个体情况具体分析，从而提高护理人员的临床教学经验和综合分析能力。此类查房形式，对组织者要求较高，适用于临床经验丰富、综合分析能力较强的主持人。

（6）护理技术操作示范性教学查房。这是一种以某种难度较大的护理技术为重点内容的护理查房。

实施：以难度较大的护理技术、不常用的操作及新技术（如静脉留置针及PICC导管的应用等）为查房内容，护士长选择有经验、高年资的护理人员为指导教师，采用理论联系实际的方法，认真讲解操作的重要性、操作程序及应注意的问题，并进行操作示范及指导学生操作。

特点：此类查房可增强护理人员对新知识和新技术的理解，熟练操作程序，统一操作规程，满足临床实际需要，提高专科护理的技术水平。此类查房对实施者的要求较严格，须由操作熟练规范、讲解能力强的带教老师来主持。

（7）医护结合进行护理教学查房。护理查房是提高护士业务素质和业务水平的一条有效途径，通过让护生每天或每周跟随医疗查房，重点了解医生对病情变化的分析，新的治疗方案、护理重点等，达到帮助护生了解病情，防止护生因不熟悉病情造成差错，加强护生与医生的沟通能力的效果。有人尝试请医生参与护理查房或将临床护理教学查房与医疗教学查房结合起来，取得较好效果。

实施：具体方法是由医生和护士一起主持教学查房，医生讲授医学知识，分析疾病发生发展及对护理工作的要求；护士针对患者的护理问题，讨论护理计划的制订和护理措施的实施等。

特点：医护结合查房，使护士对病情有了全面了解，拓宽了知识面，加强了医护患的沟通，能使患者得到全方位的护理。但在查房时要注意合理安排，避免发生医生唱主角，主次颠倒的现象。此类教学查房对护士拓宽知识面，更好地护理患者有很好的作用，值得提倡并推广，尤其是病区有疑难病例或开展新业务时更应加强医护合作。

第二节 临床护理教学查房的程序

临床查房（Clinical Nursing Ward Round）是对一位患者或若干位患者在床边进行观察、交谈、体查，了解患者的情况，并通过对病史和其他资料的回顾，讨论护理方案及其效果，并在此基础上调整护理方案。临床教学中运用护理查房，可以促进学生护理患者的综合能力的发展。

临床护理查房通常在患者床边进行，通过护理查房，学生可以识别护士长的问题，评价护理措施的效果，在对患者的护理方面形成新的体会。另外，学生还能评判性地思考自己和同伴对患者所提供的护理，分享临床知识，找出自己的差距。以整体护理教学查房程序为例，明确整体护理查房的程序，在此基础上，主查人可根据患者的实际情况加以调整，从而真正体现以患者为中心的服务宗旨及提高教学查房的效果。

一、查房要求

（1）查房内容：查房中带教老师应根据护生不同的实习时期选择病例，达到既能激发护生学习兴趣，又能使其学到适应现代护理模式需要的新内容和新知识的效果。通常护生在本病区实习的初期，宜选择病区常见的病例，促使护生加强理论知识的学习，并且通过理论联系实际，让其在实习初期就能增强工作的信心以及更顺利地完成实习任务。在实习后期，护生能熟练掌握护理程序有关理论以及专科常见病护理，可选择罕见病例、典型问题、疑难危重及大手术患者为查房对象。一般提前 2 ~3 天将查房题目告知护生，便于其认真准备，查阅有关文献资料。

（2）物品准备：查房车上放有病历、护理病历、听诊器、血压计、压舌板、洗手物品、手电筒或专科专用物品等，置于床尾。

（3）查房人员：护士长、带教老师、责任护士、护生、进修生。

（4）查房人员站位：患者右侧，带教老师或主查人、护士长或护理部人员；患者左侧，责任护生、责任组长、高级职称护师、主管护师、护师及护士、进修护士、实习护士；床尾，配合护士。

二、查房程序

（1）主持人向全体查房人员说明查房目的或希望解决的问题。

（2）个案病历报告。由负责护士汇报病历，个案病历分为两部分，一部分是住院病历，内容包括：患者的一般情况、既往史和现病史、个人史、一般查体、专科检查、医生诊断、治疗等。另一部分是护理病历，内容包括：入院评估、护理诊断、治疗和护理过程、护理措施、达到的护理效果及目前存在或需要解决的问题。汇报要求简明扼要，不得一字不漏地照读。

（3）护理查体。全体查房人员到床边查看患者，有目的地进行交谈，了解病情并结合专科特点进行专科护理查体，从而发现阳性体征，为护理诊断和护理措施提供依据。主查人根据所收集到的主客观资料，从生理、心理、社会三个方面进行分析，结合责任护生或护士所提护理问题，有导向地组织护士或护生进行讨论，同时进行讲解和提问，患者或家属也可询问和请求指导。

（4）讨论。根据患者病情需要决定在患者床前进行或在示教室或护士站等地点进行，主持人就患者的护理诊断问题、护理计划落实的情况等相关问题组织讨论。结合个案报告的内容和体查情况，护理人员可提出质疑和问题，补充护理计划的修改意见和对潜在问题的预防措施，主持人根据不同的护理人员层次，给予相应的提问，同时针对该疾病介绍国内外护理新进展及动态。

（5）总结。主持人总结内容包括：护理评估是否全面，护理诊断是否确切，护理计划是否适合患者的实际情况，措施是否到位，健康教育是否有效，护理计划修订是否及时，护理效果是否达到预期目标。

（6）质量评价。主持人简要评价此次查房的效果，主要内容包括：①查房目的是否明确；②内容是否清晰、重点是否突出；③查房资料和物品准备是否齐全；④护理查体动作是否准确规范；⑤护理措施是否切实可行、修订及时；⑥护理效果评价是否及时准确；⑦参与查房的人员发言是否踊跃，讨论是否热烈。

三、注意事项

临床护理教学查房是临床带教工作中最基本、最主要的活动之一，在实施时应注意以下几个方面的问题：

（1）查房时应征得患者同意，取得患者配合。

（2）查房时要严肃认真，重视患者及家属对护理行为的反应及心理反应，评价护理效果。对患者热情，遵守保护性医疗制度。

（3）护理查房应有目的地选择查房的内容，应以拓宽护理人员的知识面和实用性为出发点选择查房内容。

（4）查房时责任护生应做好准备工作。先报告病例、目前存在的护理问题、采取的护理措施、护理效果并提出需要解决的问题，带教老师或护士长可根据情况作必要的评估检查和病情分析，并作出肯定性的指示。

（5）带教老师或护士长查房时，要解决疑难问题，审查对新入院、危重患者的护理情况，审查评估是否全面、准确，诊断是否确切，计划是否恰当，措施是否落实，评价是否客观等。讨论存在的问题，并积极解决。抽查护理记录是否及时、系统，是否与患者实际相符，征求医护患意见，进行必要的教学指导。

（6）护生要掌握一定的沟通技巧，与患者进行有效的沟通交流，以利于全面收集资料，有效实施护理措施，增进护患关系，促进患者康复。

（7）体现以患者为中心的服务宗旨。注重在护理查房过程中以护理程序为框架，解决患者的护理问题，包括潜在的护理问题。任何形式的护理查房，都要有利于患者的舒适和康复，不得为了完成查房任务或出于其他目的而增加患者的痛苦。

（8）注重护理查房的灵活性和实效性。整体护理以患者需求作为护理目标，以倾听患者的心声、关注患者的健康、解决患者的所需为主线，采取灵活多样的教学查房形式，以激发学生的学习兴趣，开发其智能。

第三节 临床护理教学查房效果的影响因素及评价

一、临床护理教学查房效果的影响因素

1. 组织者

要做好护理查房，首先必须进行周密的组织工作，组织者的思维和能力可影响整个查房过程及查房质量。迟凤玉等认为护士长是教学查房的组织实施者，其认识程度和计划组织能力直接影响临床护理教学查房的实施及质量。每次查房前护士长应做好充分准备，熟悉此病例的护理全过程，能够解答护理疑难问题，指导临床护理。

2. 主持者或主导者

目前大部分的临床护理教学查房由带教老师主持或主导，而高素质的带教老师有利于保证临床护理教学查房的质量，主持者在查房中起重要作用，既是组织者，又是教育者、咨询者和治疗者。组织者角色表现在主持者需对查房时间、病例、参与人员、查房方式进行组织安排；教育者角色表现在主持者通过查房传授知识、技能或经验给参与者；咨询者角色表现在主持者在床边查房时向患者讲解疾病相关知识并接受患者的咨询；治疗者角色表现在主持者在查房时对患者的某些治疗作用。何慧对 52 例护生及带教老师的调查结果显示，主持者的七种自身素质与查房的质量是高度相关的，这七种自身素质分别为：组织安排能力、扎实的理论基础、丰富的临床经验、娴熟的护理技能、启发性思维、创新意识、灵活应变能力。这与赵素琴认为教学查房质量的高低同带教老师自身素质密切相关的观点相同，提示要提高护理查房质量，首先要提高作为查房主持者的带教老师的能力和素质。

3. 参与者

参与者的层次配置与准备情况将影响查房的质量。文献调查发现，不同层次的护士及护生大多认为，不同年资、学历的护士一起参加查房可以使查房气

氛更为活跃，更能调动参与者的积极性。参与者查房前能被告知查房内容，并预先熟悉病例及疾病相关知识，做到有备而来，变被动学习为主动学习，可大大提高查房效果。

4. 查房形式

颜巧元等通过对170例护生的调查结果显示：临床护理教学查房形式的选择直接影响查房的效果。唐泓源认为教学查房形式多样化，形象具体，可激发护生学习兴趣。很多学者认为教学查房形式是多种多样的，带教老师不要被形式所束缚，可针对主持人的素质和能力、查房的内容、参与者的水平、查房时间等不同情况灵活选择。

5. 学习氛围

良好的学习氛围表现为护理工作中呈现出的良好协作、良好交流、良好管理，满足了护理人员和护生的情感需求，良好的学习氛围使得护生、不同层次的护理人员积极主动地投入临床护理教学查房当中，从而提高了临床护理教学查房的质量。

二、临床护理教学查房的效果评价

（一）效果评价的内容

（1）教学查房的评价内容包括病例选择是否合适，有无注重理论知识的复习，理论联系实际，临床新知识的介绍，临床技能的示教，护理诊断是否正确、合理，预期结果是否具有现实意义，护理措施是否具有可操作性，健康教育是否切实可行。

（2）教学查房的评价包括是否正确运用护理程序，采用启发式教学，运用讲解、提问、总结相结合，突出讲解重点、难点。

（二）评分标准

临床护理教学查房评分标准如表4－1所示：

表 4－1　临床护理教学查房评分标准

项目		评分细则	得分	备注
查房准备（10 分）		正确评估参加查房者需要，查房目标明确；病例、查房用物等准备充分（7 分）		
		参加查房者有适当的准备（3 分）		
查房方法与过程（60 分）	病例选择（10 分）	汇报者表述清楚，一般项目、入院、住院情况无遗漏（5 分）		
		教师询问病史方法正确、重点突出，善于补充完整病史资料（5 分）		
	护理体检（20 分）	根据需要安排相关的示范内容，查体内容有针对性，查体有序，重点无遗漏（10 分）		
		运用沟通技巧，与病人有效沟通；健康教育方法得当，效果良好（10 分）		
	护理分析（20 分）	参加者积极参与分析讨论，气氛活跃（4 分）		
		分析讨论结合临床实际，护理问题、护理诊断、护理措施正确，无科学性错误（10 分）		
		主持人组织全局，适时提出问题，正确引导分析讨论的内容与方向（6 分）		
	概括总结（10 分）	及时恰当地评价分析讨论内容，点评客观公正，体现赏识教育（5 分）		
		概括总结结合教学目标，重点突出（5 分）		
教学态度（10 分）		举止端庄，为人师表；态度严谨、认真；语言规范、标准（5 分）		
		体现关爱学生、关爱患者（5 分）		
教学组织（20 分）		查房主题清晰，查房程序及时间安排合理，组织查房流畅、连贯（10 分）		
		具备应变能力，及时解决查房中提出的各种问题（5 分）		
		查房过程中注重培养学生综合分析与解决问题的能力（5 分）		
总分（100 分）				

第四节 临床护理教学查房中的伦理和法律问题

临床护理教学查房是在一个复杂的社会情景中进行的。护生、医护人员以及患者等均有其角色、权利和职责，但他们之间有时又是相互矛盾的。这些矛盾有可能导致伦理、法律方面的问题。临床教学查房中应预防并妥善处理这些问题，以保证临床教学的安全和高质量。

一、护理教学查房中的伦理问题

（1）满足患者自尊的需要。如以某称呼代替床号或直呼其名，让患者得到应有的尊重，从而产生正向情绪体验，促进疾病的早日康复。这是在护理查房中必须注意的问题，同时也是对护生的基本要求。

（2）遵守保护性医疗制度。注意不要在患者面前讨论病情，不要让患者知道不必要的相关病情信息，如一些癌症患者，可能正处于焦虑或恐惧状态，不合时宜的讨论可能会加重他们的负面情绪，导致严重的后果。可在床前介绍病史，进行简单的体查，回到办公室再进行讨论。

（3）遵守知情同意的原则，满足患者认知的需要。在进行护理查房工作时，护士要将各种护理方案告知患者，让患者在知情的情况下选择最优方案，鼓励其积极参与，共同制订护理方案。同时，尽可能告知患者有关其病情、治疗、用药、处置及预后的信息，以满足其认知的需要。

（4）不暴露患者隐私，提供人性化服务。在某种特定的情况下，患者因患病必须向医务人员暴露生理或心理方面的隐私，或者所患疾病本身就是一种隐私。隐私权是每个公民享有的权利，患者的隐私权不容侵犯。护理查房时要注意保护患者隐私。比如体查时为患者遮挡屏风，带见习生、实习生进行教学查房时必须事先征得患者同意，涉及私生活方面的隐私时应尽量避开其家人。

（5）尊重原则。带教老师不当众指责和批评护生，尊重护生的隐私权，不对学生的智力等进行评判。观看各种穿刺操作前需征求患者的意见并取得同意。

二、护生的临床法律责任

护生的法律身份及法律责任在《中华人民共和国护士管理办法》第十九条规定：护理专业在校或毕业生进行专业实习，必须按照卫生部的有关规定在护士的指导下进行。即护生要在带教老师的严格指导和监督下认真执行操作规程，同时有权拒绝执行未曾学习过或认为尚不成熟的技能，否则因此导致差错或事故，护生将要承担部分法律责任。所以护生在进入临床实习前，应明确自己的法定职责范围，并严格依照学校及医院的要求和专业团体的操作规范进行护理工作。从法律角度讲，护生只能在专业教师指导下，严格执行护理操作程序与标准，才能对患者实施护理；如果脱离专业护士或教师的监督指导，擅自行事并损害了患者的利益，护生应对自己的行为负法律责任，如教师指派护生为患者提供治疗与护理，出现问题应由指派教师负责。

在此阶段对护生进行法律知识的学习和培训，对今后的工作乃至人生都是非常重要的。目前我国护理教育中，涉及法律方面的知识刚刚起步，如何提高护生的法律意识，是各级卫生行政部门、学校、医院正在探索思考的问题。根据当前形势，强化护生法律意识的问题尤其重要。

（1）进行岗前培训。护生除了在学校学习有关法律知识外，在进入临床实习之前，护理部还需组织有关人员对其进行专门培训，讲解临床常见的、潜在的法律问题，使其能自觉地学法、懂法、守法。

（2）带教老师选择要求。科室带教老师必须具备大专以上学历，中级以上职称，5 年以上工作经历，具有高尚的职业道德和素养，掌握有关法律法规，并且善于教学，对业务精益求精，只有教师选对了、选准了，才能带出合格的护生。

（3）将法律知识贯穿于带教的始终。各项护理工作制度、技术操作规程都是广大护理工作者经过无数次的实践，不断完善、修正而逐渐完成的，具有相当的可操作性和安全性。在操作中，带教老师要将其严谨的工作作风和慎独精神毫无保留地传授给护生，如在给患者输液时，要根据患者病情、年龄、药物性质调节滴速，并告知患者家属不可任意调节滴速，否则后果不堪设想。

（4）向护生讲清丰富的护理知识和精湛的操作技能的法律意义。如果护士没有丰富的专业知识，就不容易发现患者病情变化的蛛丝马迹；如果护士静脉穿刺技术不过关，在抢救大出血休克患者时就会延误甚至失去抢救时机，也可能遭受患者家属的埋怨、打骂。通过讲解，促使护生苦练基本功，这样既有利于患者，也有利于自己。

（5）让护生明确职责。护士的职责就是为患者解除病痛，保证生命安全。患者提出问题，要热情解答，但对于自己不懂或不在职责范围内的问题要请老师或医生给予解答，不要怕丢面子。即使医生正在休息，一旦护士发现患者病情有变化，要及时通知医生，而不应盲目等待或自行处理，也不能超出职责范围毫无节制地满足患者的无理要求。

（6）培养护生实事求是的工作作风。在临床工作中，护士要将采集到的信息如实报告给医生，为其决定治疗方案提供依据。

（7）通过与患者沟通，了解相关的信息，及时巡视病房，观察病情变化。工作中，一旦出现错误，应立即报告护士长、医生，以便采取补救措施，把不良后果缩小到最低限度，避免或减少医疗纠纷的发生。

（8）执行规章制度也是遵守法律。如医院规定，住院期间不能在院外住宿，不得私自请院外医生诊治，这些规定如果不告知患者并负责监督执行，就会产生潜在的医疗纠纷。

（9）护理文书的法律效应。护理文书书写质量是衡量护理质量好坏的重要资料，也是医生制订或修正治疗方案的依据，在法律上也有不容忽视的作用。因此，护生在实习中，就应养成客观、及时、准确书写护理文书的良好习惯。

总之，带教老师在带教护生时，要通过言传身教，一边示范操作步骤及注意事项，一边通过实例讲解可能发生的法律问题，从而提高护生的法律意识，实现自我保护，为今后走上工作岗位打下良好基础。

【示例：胸腔闭式引流的操作性查房】

带教老师：肺癌是临床上常见的恶性肿瘤，男女比例为4～8：1，年龄多在40岁以上，占我国恶性肿瘤的15%，肺癌的分布以右肺多于左肺，上叶多于下叶。起源于主支气管、肺叶支气管的肿瘤，位置靠近肺门者称中心型肺癌。起源于肺段支气管以下的肿瘤，位置在肺的周围者称为周围型肺癌。肺癌的治疗方法有手术疗法、放射疗法及中西医药物疗法，近年来开展了免疫疗法作为辅助治疗，其中手术疗法为主要的治疗手段。中心型肺癌与周围型肺癌手术方式不同，术后护理也有明显的不同。中心型肺癌多施行肺叶或一侧全肺切除术，周围型肺癌一般施行肺叶切除术。而肺叶切除术和全肺切除术术后胸腔闭式引流的护理完全不同。

集体讨论胸腔闭式引流的护理，重点操作胸腔闭式引流瓶的更换。下面请责任护生简要汇报病历。

责任护生：患者，男，59 岁，刺激性咳嗽，2 月入院。2 月前出现阵发性咳嗽，伴少量血痰，无明显胸闷、胸痛。X 线显示：右肺中心型肺癌。纤支镜取病理示鳞状细胞癌。完善各项术前检查，于昨日上午在全麻下行右肺中下叶切除术，今晨 T 37.7°C，P 108 次/分，R 24 次/分，BP 19.8/12.8kPa（149/96mmHg）。意识清醒，诉刀口疼痛，呼吸稍急促，持续吸氧 3 升/分，$SPO_2$99%，听诊左肺呼吸音清，持续胸腔闭式引流通畅，术后 20 小时引流血性液体 420mL，心电监护示窦性心律，节律规整。

主要护理诊断：①低效型呼吸形态：与手术创伤及胸膜腔的开放有关。②疼痛：与手术创伤有关。③活动无耐力：与术后热量摄入不足有关等。

带教老师：（简要评估患者情况）患者半卧位，意识清楚，呼吸稍快 26 次/分，节律规整，无明显缺氧症状，听诊左肺呼吸音清，肺底稍低，右肺呼吸音低，胸腔闭式引流管通畅，引流量中等，血压 18.9/12.3kPa（142/92mmHg），脉搏 98 次/分，目前患者的首优护理诊断为低效型呼吸形态：与手术创伤及胸膜腔的开放有关。其主要护理措施有哪些？

护生乙：①保持胸腔闭式引流通畅。②持续吸氧。③进行有效的咳嗽咳痰。④胸痛时给予止痛剂。

带教老师：请问护生甲，胸腔闭式引流的护理要点包括哪几方面？

护生甲：胸腔闭式引流的护理要点有：①保持引流管的通畅和密闭。②保持引流系统的无菌。③观察引流量及性质。④有效体位引流。⑤拔管后观察局部有无渗液漏气、皮下气肿，避免胸膜腔与外界相通。

带教老师：请问护生乙，如何保持引流管的通畅和密闭？

护生乙：①病人术后 24 小时每 0.5～1 小时挤压引流管一次。②胸膜腔为负压，正常 −0.490～−0.981 kPa（−5～−10cmH_2O），可观察水封瓶内水柱随呼吸波动情况。③更换水封瓶时，双钳夹闭近段引流管，检查各衔接部位后打开双钳，以防胸膜腔与外界相通。④引流瓶时刻低于胸腔水平，以防引流液反流入胸腔。

带教老师：回答不够完善，下面我给予归纳补充。

(1) 保持引流管通畅。闭式引流主要靠重力引流，有效保持引流管通畅的方法：①患者取半卧位。②定时挤压胸腔引流管，防止引流管受压、扭曲、阻塞。③鼓励患者深呼吸、咳嗽及变换体位，以利胸腔内的气体液体排出，促进肺扩张。

(2) 保持管道的密闭。①随时检查引流装置是否密闭及引流管有无脱落。②水封瓶中的长引流管没入水中3～4cm，并始终保持直立。③引流管周围用纱布包盖严密。④搬运患者或更换引流瓶时，需双钳夹闭引流管以防空气进入。⑤引流管连接处脱落或引流瓶损坏，应立即夹闭引流管并更换引流装置。

带教老师：如何保持引流系统的无菌?

护生丙：①引流装置保持无菌。②保持胸壁引流口处的敷料清洁干燥，一旦渗湿及时更换。③引流瓶应低于引流平面60～100cm，以防瓶内液体逆流入胸腔。④引流瓶每24小时更换一次，更换时严格无菌操作规程。

带教老师：哪位同学回答该患者胸腔闭式引流的目的?

护生甲：生理状态下胸膜腔是封闭的，其压力为－0.490～－0.981 kPa（$-5 \sim -10cmH_2O$）。开胸手术使胸膜腔与外界相通，失去原有的负压，同时手术创伤使创面渗血渗液，压迫肺脏使肺的通气、换气功能受限，因此胸腔闭式引流的目的是：①引流胸膜腔的渗血渗液和气体，观察胸膜腔内的出血量。②重建胸膜腔内的负压，维持纵膈的正常位置。③促进肺的膨胀。

带教老师：回答正确，下面我示教一下操作步骤，请同学们认真观察。

操作方法：

1. 用物

胸腔闭式引流无菌装置一套、治疗盘、无菌生理盐水500～1 000mL、止血钳两把、治疗巾、棉签、0.75%碘酊、笔及记录纸。

2. 操作步骤

(1) 携用物至患者床旁，向患者解释，取平卧位或半卧位。

(2) 将无菌胸腔闭式引流瓶打开，以无菌方式倒入生理盐水500mL（至引流瓶内长管在液面下2～3cm），备用。

(3) 铺治疗巾于引流管近端的下面。

(4) 挤压引流管，使管内液体流至瓶内。

(5) 两把止血钳对夹夹闭近段引流管。

(6) 消毒引流管近段衔接处周围及上下5cm后分离。

(7) 将新的引流装置与近段引流管衔接紧密，然后再打开止血钳，观察是否通畅，并固定于床边。

(8) 记录引流量，将换下的引流瓶消毒处理。

带教老师：操作完毕，同学们不明白的问题在此提出加以讨论。

护生乙：老师，一侧全肺切除的患者为什么胸腔引流管呈钳闭状态?

带教老师：患者一侧全肺切除后，两侧胸膜腔的压力失去平衡，可有不同程度的纵膈向患侧移位，胸腔引流管呈钳闭状态，以保证患侧胸腔内有一定的渗液，从而减轻或纠正纵膈明显移位。可酌情放出适量的气体或引流液，以维持气管或纵膈于中间位置，同时观察引流血量的多少。每次放液不宜超过100mL，速度宜慢，避免快速放液引起纵膈突然移位，导致心脏骤停。

护生丙：如何观察引流长管中水柱的波动?

带教老师：水柱波动的幅度反映死腔的大小与胸膜腔内负压的大小。一般情况下水柱波动为4～6cm，若水柱波动过高，可能存在肺不张；若无波动，则表示引流管内不畅或肺已复张；但若患者出现胸闷、气促、气管向健侧移位等肺受压症状，应疑为引流管不畅，立即通知医生，遵医嘱接负压吸引并反复挤压引流管促使其通畅。

通过今天的查房，同学们从理论到操作系统地掌握了肺癌患者胸腔闭式引流的护理程序，以及肺叶和全肺切除术后患者胸腔闭式引流的不同点。明确胸腔闭式引流的护理要点为：保持其密闭、通畅、无菌、在适当的位置，并观察引流量。同时以此展开讨论了胸腔闭式引流的相关问题，规范了更换胸腔闭式引流瓶的步骤，达到了预期目的。

（许红璐）

第五章　临床护理操作教学技能

临床教学是学生将理论知识应用到护理实践的媒介，其中实践操作所必需的智力技能和精神运动技能是最关键的部分。因此，实践操作技能是护生的核心能力，对护生护理操作技能的培养直接影响其临床实习的效果，影响临床实用型人才培养的质量。这就对临床教师的操作教学技能有极高的要求，临床教师不光要具备教育学、教育心理学的相关知识，了解护生的基础水平，而且要精通相应的业务操作，具备良好的操作技能以及释疑解惑的能力，并将其转化和应用到实际的操作教学中去。

第一节　临床护理操作技能概述

要成为一名合格的护士，除具备扎实的理论知识外，还需要熟练的护理操作技能。因此，对护生来说，熟练掌握护理操作技能，是最基本、最重要的要求。

一、操作技能概述

（一）操作技能的含义

操作技能又称为动作技能，是在练习的基础上，由一系列实际动作以合理、完善的程序构成的操作活动方式。也就是说，操作技能本质上必须体现为按一定的关系组成的成套实际动作，是动作的连贯化。

（二）操作技能的形成过程

费茨等人研究发现，操作技能的形成一般要经历三个阶段。在不同的阶段，学习者学习的重点及表现出的特征不同。

（1）认知阶段。在新技能学习的初期，学生通过教师的指导或对示范者的观察来了解和认知动作的基本要求，在头脑中形成动作的基本印象。在此阶段中，学习者常将注意力集中在个别动作上，难以控制细节。此阶段的特点是学习者的注意力和记忆力高度紧张；动作常在有意识的控制下进行；动作不够稳定协调、速度慢，有错误或多余的动作。

（2）联系形成阶段。通过认识和练习，逐步掌握了一系列局部动作，并开始将这些动作联系起来，但动作之间结合得还不够紧密，每个动作之间的转换还不够连贯。通过反复练习，动作之间的转换加快，多余的动作逐渐减少，最后形成较为连贯的复杂的系列动作。

（3）协调和完善阶段。各个动作已整合为一个有机整体并巩固下来，技能操作达到熟练自然的程度。熟练操作具有以下几个方面的特征：①意识控制减弱，动作自动化；②能利用细微的线索；③形成运动程序的记忆图式；④动觉反馈作用加强；⑤在不利条件下能维持正常操作水平。因此，学习者在此阶段动作不需要太多意识控制，具有自动、灵活、迅速、准确、稳定等特点。

二、影响操作技能形成的因素

影响操作技能形成的因素很多，既有内部因素的制约，也有外部因素的影响。

（一）内部因素

成熟程度、个体经验以及个体需要、动机、兴趣、气质等个性因素，都影响着个体对动作技能的掌握。一般而言，随着年龄的增长，个人掌握的操作技能逐步提高。个体获得的同质经验越丰富，越有利于新技能的形成，反之，如果前后的技能互相干扰较大，则会阻碍新技能的掌握。对于简单和一般难度的操作技能，具有中等及较高强度的动机更有利于学生对技能的掌握和发挥。

（二）外部因素

练习和操作技能本身的性质等外部因素也影响着动作技能的形成。练习是以掌握一定的技能为目标进行的反复操作过程，它与技能形成之间的关系比较复杂，一般来说，在开始一段时间内，随着练习的增加，技能操作的熟练程度逐渐增强，在技能操作的练习过程中可能出现以下现象：①起伏现象。在操作技能练习进程中，练习的时间、次数与学习成绩之间绝非直线关系，而是存在波动现象，时而上升时而下降。②高原现象。在操作技能练习的过程中，可能会出现练习成绩保持在一定水平，不再随练习量的增加而提高，甚至会出现下降的可能。此外，操作技能本身的性质也有影响，对复杂的操作技能的学习比较困难、费时，学习简单的操作技能相对容易、省时，笼统的整套操作一般比分解的操作更难学习。

第二节　临床护理操作教学的方法与技能

在临床护理操作教学中，要将操作技能融入相应的理论中，并与满足人的基本需要结合起来，将护理程序有机地贯穿于教学始终，使理论与实践相结合，这样才能使学生以全面、系统的观点认识患者的需要，认识护理操作技术的功能和作用，适应整体护理的要求。在临床护理教学中，应该坚持“以人为中心，以护理程序为框架”的原则，运用合适的教学方法对学生进行操作技能的训练。

一、进行操作教学前的准备

（1）设置一个特定的环境。准备模拟的病房或其他利于示教的环境，使学生处于一个合适的护理操作技能教学的环境中，激发学生的学习兴趣，使其明确示教的目的和重要性。

（2）进行操作技能分析。老师应该熟练掌握该项操作技能以及相关的理论知识，在进行操作技能教学前应认真备课，将整个技能按步骤分解，并按正确的顺序排列，以便学生在学习技能时记住操作技能的细节及顺序。

（3）评估学生的起点行为。评估学生的个人经验、心理特征和相关能力，根据不同的学生采用不同的教学方法，并提出具体要求。

（4）做好操作示教前的各种准备。包括制订课堂计划，保证最佳的视觉效果和准备好所有的示教物品等。

（5）进行操作技能示范或观看录像。教师作为实践引路的向导，精心做好示教极为重要。示教即示范教学，就是教师借助展示实物或直观教具，通过示范某种技能操作的过程或做实验等，对事实、概念、过程或程序进行形象化解释的教学方法。因此，在示范教学时，教师一定要做到言传与身教相结合，一方面抓住主旨，扼要讲明某种技能的操作过程与方法技巧；一方面抓住要领，以身作则进行操作示范，启发引导学生领会掌握操作技能的方法。每次示教前，注意结合学生的特点，认真研究示教的内容和方法，根据具体情况灵活运用，或先示教再让学生练习操作，或先让学生进行操作练习，然后带着问题有针对性地示教。必要时可以反复进行示教，到学生心领神会，正确掌握基本操作方法为止。

二、临床护理操作教学常用的方法

护理技能教学常采用集中示范教学法、情景模拟教学法等方法。护理操作技能训练模式主要有：①教师讲授，学生听讲；②教师示范，学生模仿；③学生提问，教师答疑；④学生练习，教师指导。

（一）集中示范教学法

在进行集中示范教学法前，首先应统一操作标准，规范操作程序，操作示范的形式是运用护理程序的方法。接着教师进行有效的指导与示范，一方面，护理教师要帮助学生正确理解任务的性质、意义和学习目标，从而激发出学生对动作技能学习的动机和兴趣，端正积极努力的学习态度。另一方面，多采用示范配合讲解的方法，使学生对该项操作技能产生整体印象。在示教中，教师要以慢动作或分解的方式反复示范，并配合指导，讲解要清楚，简明扼要，引起学生的注意。在示教中注意避免错误的操作，可以通过闭路电视或录像等设施从不同角度展示示教过程，这样能有效地帮助学生观察技能操作的全过程。

在示教中要运用护理程序的方法，将专业理论知识渗入操作示范中，操作前进行评估，说明操作的目的，操作时提出操作的重点、难点、要领和注意事项，示教过程中采用提问、设疑、直接讲明等各种教学方式，让学生做到理论联系实际，这有利于对理论知识的理解与巩固。示教后指导学生进行护理操作技能练习，并评价教学效果，提出理论问题，让学生通过查找资料寻求答案，加深记忆和理解。同时，要求学生在课后根据老师的操作示范结合护理操作流程图，进行自我训练，以保障护理操作的正确性、规范性，使学生较快地完成从理论到实践的转折。这样在护理操作实践前，学生能做到心中有数，提高临床适应能力。

（二）情景模拟教学法

老师可以利用模型配合讲解动作要领，强调每个动作的操作要领、注意事项和可能出现的问题，强化学生的记忆后老师再连续性操作演示，然后学生模拟操作，人人过关。老师也可以为学生设置一个模拟环境，例如真空试管采血操作教学时，老师可为学生设置一个真空试管采血的病例或模拟手臂，以及配套床单位和采血物品，将学生置于操作情景当中，模拟在患者身上进行操作。通过这种情景模拟来提高学生的学习兴趣，有利于消除学生进入现实情景的紧张情绪。

（三）整体分项学习法

先把分项技能分别教给学生，然后再合起来，合起来就是一项整体技能。例如，真空试管采血操作教学时，首先教会学生如何评估患者，如何选择穿刺血管，然后教会学生如何戴清洁手套以及如何进行皮肤消毒等。

此外，还有利用视听手段的方法。比如利用播放录像或多媒体光碟的形式呈现操作技能的全过程，示教前后让学生反复观察完整的技能操作过程及复杂的局部动作，以促进其技能的学习。

三、操作教学中的反馈技能

在教学中，通过提供恰当的反馈信息也有利于技能的掌握。在技能学习的初始阶段，教师要经常给予外部反馈。在练习的中后期，要逐渐培养学生内部反馈和自我学习的能力，避免出现对教师的过度依赖。对于连续任务的技能操作学习，教师应给予及时反馈；而在不连续的操作任务学习中，延时反馈效果较好。鼓励学生合作学习，同学之间可以互相提供外部反馈，有助于学生正确技能的习得。在临床护理教学过程中，可以通过下列方法促进学生对该项操作掌握的熟练程度。

（1）回示法。让学生重新操作一遍，以了解学生对操作技能的掌握情况，重点注意学生对操作中的关键步骤及知识点的掌握，并及时纠正错误之处。

（2）寻找错误法。通过观看录像或让学生演示操作一遍，其他学生针对这个操作的全程寻找错误，以达到加强技能操作训练的目的。

（3）考核法。考试是评估学生学习效果、指导学生对学习方法进行自我调节的向导，也是临床操作技能教学的一种反馈手段，实施规范的护理操作考核是保证护理操作技能实践质量的有效手段。因此，学生在临床实习中从一个病区轮转到另一个病区前要进行出科考核，在实习结束前通过对基础护理操作进行考核，可以了解学生对临床操作技能的掌握情况。根据教学大纲的要求，选择临床常用的操作作为考核项目，实行一对一考核。在出科考核中，由带教组长和带教老师负责考核，考核后当场指出操作中的错误和不足并给予纠正，对成绩较差的学生考核后进行个别辅导；实习结束前考核中，由教学片长、带教组长和带教老师组成考核小组，通过考核了解学生的学习情况，提高学生学习的动力和压力，督促学生在平时认真地练习各项操作。

四、操作教学后的练习指导技能

通过反复练习，技能操作才能达到熟能生巧的地步。但是，练习不是简单、机械的重复，需要教师在示教后指导学生采取多种措施和方法来巩固提高，如分解与综合练习并用、先求精确后求速度、集中与分散适当结合等。

（1）开放护理示教室练习法。要使学生熟练掌握该项操作技能，必须安排足够的练习时间，除课堂练习外，护理示教室也对学生开放，让学生有充分的时间练习，只有经过大量的练习才能达到熟能生巧。开放护理示教室为学生自觉、主动地进行操作训练创造了条件，同时也为护理教师随机辅导创造了机会。学生可以根据自己的情况，利用业余时间去护理示教室练习，寻求老师的指导，获得充分而规范的训练。

（2）观看录像法。在护理示教室配备多媒体设备，学生在课外练习时可以边看操作录像边练习。

（3）角色扮演法。角色扮演法是一种对角色进行模仿与观察的学习方法，在角色认知的基础上，通过角色扮演，使扮演护士和扮演患者的学生进入各自的角色境界，与角色情感融为一体，从而产生相应的角色行为。例如，让学生设置一个真空试管采血的场景，各自充当护士、患者及家属等角色，通过模拟练习来加强技能操作，激发学习兴趣，提高技能操作的熟练程度及处理问题的能力。另外可以进行角色互换，让学生轮流充当护士、患者和家属进行表演，并要求扮演患者和家属时，必须向护士提出问题咨询。这样既利于学生从角色互换中领悟到不同的心理感受，又有利于培养学生语言沟通的能力及关心尊重患者的良好职业道德。通过角色扮演，让学生陈述角色体验，相互分享经验，在合作交流的学习中，独立解决问题，满足学生的表现欲，提高学生理论联系实际解决临床问题的能力，达到学习目标。

（4）精神鼓励法。培养学生的练习兴趣，在操作技能练习过程中，学生对不断重复的练习可能会产生厌倦，出现兴趣减退、注意力不集中等状况。教师应进行教育和指导，改变带教方式，增加学生的学习兴趣，如在技能操作带教中，让学生带着问题去操作，思考操作中出现问题时应该如何处理，促进学生规范操作并学会正确处理异常情况，使学生能灵活运用操作流程，鼓励学生大胆上手，敢于实践。

五、临床操作教学的评价技能

带教的教师除了通过考核评估学生的操作技能形成情况以外，还可以通过教学组对教师的评价、学生对教师的评价以及教师的自我评价来改进和提高教学水平，见表5－1。

表5－1　临床护理操作带教评分标准

项目	评分细则	得分	备注
教学态度（10分）	仪表自然，教学态度认真（5分）		
	保护学生自尊，无粗暴教学；保护患者安全，无强迫教学（5分）		
教学内容（20分）	教学设计合理，切合临床实际，重视指导学生对患者实施人文关怀（5分）		
	以学生、新护士为主体实施教学，根据学生特点个体化教学（5分）		
	教学组织条理清楚，思维清晰，节奏把握得当（5分）		
	熟悉相关知识，正确掌握操作流程（5分）		
教学组织（30分）	操作前正确评价学生能力，强调重点，提醒注意事项（5分）		
	操作过程放手不放眼，条理性强，导向正确，过程掌控得当（8分）		
	预见性强，观察敏锐，出现意外时及时指出或中止；警觉性高，关键时刻采取措施保证患者安全（7分）		
	操作后评讲内容全面，重点突出，表达清晰，评讲顺序正确，先优后缺（5分）		
	教学评讲时机、场合选择得当，启发学生运用评判性思维；评讲正确，客观公正，贯彻赏识教育（5分）		

（续上表）

项目	评分细则	得分	备注
教学方法（25分）	教学方法选择恰当，正确运用护理程序，具备评判性思维（10分）		
	示教前强调操作步骤及注意事项；示教时强调操作前评估和准备工作的重要性（8分）		
	人文关怀到位，照顾患者和学生感受，增进患者对学生的信任感；引导学生带着问题去操作，思考操作中出现的问题（7分）		
教学效果（15分）	示教计划性和整体性好；教学氛围良好；有效调动学生积极性；学生反馈良好（8分）		
	沟通技巧良好；患者主动配合；灵活性好（7分）		
总分（100分）			

第三节　真空采血操作技能教学

一、如何进行真空试管采血的临床护理操作技能教学

（1）示教前要结合授课对象（学生）的特点，认真研究真空采血示教的内容和方法，设计教案。

（2）临床带教老师根据教案首先进行理论讲解，包括真空采血系统定义、理论基础、科学原理、操作目的和意义、操作前的评估和准备、操作步骤及注意事项、根据患者病情及检验医嘱制订采血计划、与患者交流时机的掌握，等等。

（3）讲解结束后让学生提问题，教师解答。根据具体情况，或先示教再让学生练习操作，或先让学生进行操作练习，然后带着问题有针对性地示教。接着播放真空试管采血光盘，演示操作过程。最后让学生到护理示教室模拟练习，由临床带教老师及时纠正错误，必要时反复进行示教，到学生心领神会正

确掌握基本操作方法为止。最终过渡到在患者身上实施操作。

（4）制定护理操作技能考核细则。每一个项目的考核细则应包括用物准备、操作步骤、态度与仪表等内容，尤其是操作步骤部分，应细化到每一个操作细节上给出相应的分值。

二、真空试管采血临床护理操作技能的教学演示过程

（一）基本概念（理论讲解）

1. 真空采血系统定义

真空采血系统是运用真空负压原理，将人体静脉血液转移至封闭容器内并制作成血液分析前标本的器械组合。它的核心器械是真空采血管、专用采血针和压脉带。

真空采血的理论基础用一句话来概括就是：人体静脉血检验前质量要求以被检对象不变异为原则。由于人体代谢的复杂性，代谢物之间相互关联、相互影响，医学实验室要求尽可能消除不可知、不可控与不可测量的因素。

2. 真空采血的科学原理

真空采血系统设计并使用试管内腔真空负压作为动力，利用采血针将试管与静脉连通，达到定量采血的目的。真空采血技术的核心是标本的分析前变异的有效控制与生物安全水平的提升。真空采血系统是目前用于静脉血采集的最佳途径，在安全要求与变异防护方面，真空采血系统是对传统采血器械的革命。

总之，真空试管采血因其快速、准确、安全、密闭、易于分辨等优点，目前已被广泛使用于除血气分析之外的所有血液标本的采集，以帮助临床诊断和治疗。真空试管采血的护理目标是标本采集符合检查目的，不发生溶血，抗凝标本无凝血，达到室前检查标准。

（二）真空采血操作的实施准备（理论讲解）

护士在接到采血医嘱前首先要进行双人核对医嘱，打印检验标签，并分别贴于正确的试管。到床边核对床位卡和患者手腕带，询问患者姓名。告知患者

并做好解释，取得患者同意。按评估、计划、实施和评价四步护理过程进行真空采血操作。

1. 对患者实施评估

（1）评估患者的病情、年龄、意识状态、心肺功能情况、检查治疗目的和有无正在进行的治疗；

（2）患者采血检查前是否按要求禁食禁水等；

（3）评估穿刺部位的皮肤是否完整，有无疤痕、炎症、硬结、破损等；

（4）评估静脉的状况如解剖位置、血管充盈程度、弹性及滑动度等；

（5）采血肢体有无偏瘫、血液循环障碍等情况；

（6）患者对检查治疗、真空试管采血的认知程度与心理反应等。

2. 根据医嘱及病情制订采血计划

采血计划包括安排采血时间、采血顺序、采血类型、合理排管顺序等。

（1）患者采血应禁食12小时，餐后及延长空腹时间（饥饿）对血液的化学成分都会产生影响，因此，从科学角度讲，医院采血时间不能一味延长。采血应尽量安排在检查和治疗之前进行。为保证测定结果的相对稳定，采血时间应标准化，尤其是对于需要每天或定期检测的患者更应定时采血，采血尽可能在上午7~9点之间进行，如果不得不在其他时间急查一些项目，评价检验结果时应注意上述影响因素。

（2）采血过程中必须注意标本的采集顺序，多管采血时建议先抽取促凝试管（如免疫、生化标本），再抽取抗凝试管（如血常规、出凝血常规），最后抽取特殊抗凝试管（如血沉等）。如一人操作时最好先抽血清管，最后抽血沉、凝血项等带有特殊抗凝剂的试管，以便摇动；如两人操作，可先抽抗凝管，其中一人将抗凝剂均匀摇动。采血管排管顺序按使用厂商的要求，如阳普采血管：血培养→无抗凝管→PT管→促凝管或分离胶促凝管→抗凝类管（肝素管、EDTA管、血糖管）；BD采血管：干燥→凝血指标→常规→生化→血糖→血沉。

（3）打印医嘱执行单和采血标签，并经双人核对，分别贴于相应正确的试管。

（4）选择合适的抽血途径与工具。建议选择肘部大血管如肘正中静脉、头静脉或贵要静脉，按需选择合适的软连接式采血针或笔式采血针。选用比输液时大一号采血针，注意若使用笔式采血针，装配好采血针与套筒；若使用输液—软连接式采血针，拧紧软管与管塞穿刺针处。

（5）确定采血过程中的观察内容。采血过程中观察患者的病情、穿刺部位局部情况、针头出血速度和患者静脉变化情况等。

（三）真空采血的操作要点（边讲解边示范）

做好真空采血前的准备工作，包括操作者、物品、环境和患者四部分，以及采血前核对准备工作、正确选择血管等。

（1）护士应着装整洁，洗手，戴口罩，按七步洗手法洗手：第一步，冲湿双手，涂上洗手液，掌心擦掌心；第二步，手指交错，掌心擦掌心；第三步，手指交错，掌心擦手背，两手互换；第四步，两手互握，互擦指背；第五步，指尖摩擦掌心，两手互换；第六步，拇指在掌中转动，两手互换；第七步，摩擦手腕，彻底冲洗，擦干手。

（2）物品准备。①治疗车上层：病历（治疗本）、贴好标签的试管、采血针、皮肤消毒剂、止血带、手套、棉签、治疗盘、快速手部消毒液、医嘱执行单、手表、托盘、笔、垫巾、软枕（必要时备）；②治疗车下层：垃圾与回收类物品，如感染性垃圾、生活垃圾、锐器垃圾回收盒、弯盘。

（3）环境准备。必须符合无菌操作和职业防护要求，操作执行按标准预防技术：①洗手，戴手套，戴口罩；②接触血液、体液、分泌物、排泄物等物质以及被其污染的物品时戴手套；③脱去手套后立即洗手；④一旦接触了血液、体液、分泌物、排泄物等物质以及被其污染的物品后应立即洗手；⑤接触所有利器时应特别注意，防止被刺伤；⑥对患者用后的医疗器械和器具应采取正确的消毒措施。

（4）患者准备。做好解释及宣教工作，让患者了解抽血的目的，如何配合真空采血方法，做好接受采血的心理准备和生理准备，让患者取舒适体位等候采血。

（5）操作前查对。护士根据已经核对的检验医嘱单、贴好标签的试管进行双人床旁核对，查看床头卡、手腕带，核对患者床号、姓名、检验项目、贴好标签的试管等。

（6）护士选择血管。选择静脉时应注意选择粗直、弹性好，并避开静脉瓣的血管。患者正在进行输液时采血部位的选择：一侧手臂静脉输液时应从对侧手臂采血，以免血液被稀释或输入的液体对测定结果造成影响。若两侧手臂同时进行静脉输液，应选择输液穿刺点的远心端采血，且避免采血部位距输液处太近。建议采血体位标准化，采血时以静坐5分钟后采血为宜，以保证血液相对平衡，避免体位的影响。

（四）真空采血的操作程序（关键点，边讲解边示范）

（1）皮肤消毒。注意做好皮肤消毒，首先戴手套，在患者手臂下垫巾，皮肤消毒直径大于5厘米。第一次消毒待干时准备好试管，在距离消毒部位上方5～10厘米处扎止血带，嘱患者握拳，再次消毒皮肤，待干。

（2）操作中核对。穿刺前检查采血针，打开包装，使用软连接采血针时，顺时针180°拧紧软管与管塞穿刺针的活动接口；使用笔式采血针时，装配好采血针和套筒；避免采血过程中漏血。

（3）穿刺静脉。确定静脉穿刺点，选择主静脉穿刺，一手紧绷皮肤，一手持针，使针尖与皮肤呈20度角刺入静脉，见回血后固定针翼，将采血针连接真空试管，采集血液。实施管塞穿刺：取采血管将管塞穿刺针垂直刺入胶塞，使用软连接式采血针时，实施管塞穿刺应在离静脉穿刺区5厘米左右处，穿刺时保持针头与密封胶塞断面垂直，采血管玻璃面对自己，以便观察血流状态。当血液进入试管后建议立即松开压脉带，如压脉带系的时间较长或较紧，中途松开有血液回流的风险。以旋转向外方式转动拔/换管。待标本采集完成后垂直拔出，立即插入下一支试管，采集的标本如果是水剂抗凝管，颠倒180°摇匀3～5次，干粉剂抗凝管则颠倒180°摇匀5～8次，多管采血重复以上动作。如果采用笔式采血针，应双手握住笔式针两端的针套向反方向拧开，抽出管塞穿刺针的针套，将管塞穿刺针按顺时针方向拧入套筒中，抽出管塞穿刺针的针套，去除静脉穿刺针针套，进行静脉穿刺。进行静脉穿刺成功后，将真空采血管置入套筒中，食指和中指卡住套筒持针器的凸缘，拇指反方向施加压力于试管底部，实施管塞穿刺采血，将试管正中对准握持器穿刺，避免穿刺到胶塞侧面而导致真空泄漏。把试管推向采血针，手推试管尾部使采血针刺透胶塞。

(4) 拔针。采血完毕后，先将采血管抽离持针器，然后将静脉穿刺针拔出即可。使用软连接式采血针时，当血流不成线状，最后一管在采血量还差0.5毫升时，松开止血带，针按压，让软管内的余血流至试管内；使用笔式采血针时，应先拔管塞穿刺针，再拔静脉穿刺针，拔针后按压至不出血为止，将采血针废弃至锐器盒。

(5) 完成采血操作。护士脱手套，快速用消毒液消毒双手，撤止血带，撤巾，整理患者衣袖。

(6) 操作后查对及观察。再次核对检验标签，贴好标签的试管、床号、姓名、手腕带。观察穿刺部位有无渗血、肿胀、淤血，观察患者全身有无不适等，并酌情处理。交代采血后的注意事项，告知患者采血肢体暂时不宜提重物及用力活动。

(7) 结束事项。整理用物，协助患者取舒适卧位；整理病床单元，垃圾分类处置；消毒双手；记录相关内容。

(五) 真空采血的评价要点（理论讲解）

(1) 患者或家属能理解并主动配合采血。

(2) 患者了解相关健康教育的内容。

(3) 操作规范，避免给患者造成不必要的损伤。

(4) 操作达到治疗目的，无发生溶血、凝血、漏血等。

(5) 操作熟练、规范、准确。

(6) 操作中关爱患者，沟通自然，灵活应变。

(7) 计划性、整体性好。

(六) 真空采血的注意事项（理论讲解）

(1) 真空采血过程简单快捷，安全方便，在操作过程中需注意以下事项：在多管采集时，掌握合理的终点判断的方法有利于更好地完成采血操作，减轻医护人员的工作强度。在使用软连接式采血针时要掌握好各管的终点判断，第一只管为断流，即血液完全停止流入管内，中间管为断线，即血液由线状变点滴状流入管内，末管的终点判断为距额定采血量0.5毫升即可拔针；而使用笔式采血针标本采集的终点判断均为断流。

（2）禁止因血液采集不足，而将采血管中的血液互相补充，这样患者可能被误诊，操作人员也要承受高风险的血液接触和针刺意外。

（3）减少标本在室温下放置的时间，因为细胞的代谢、蒸发、化学反应、微生物降解、渗透作用、气体逸散、温度等都是影响标本质量的因素。因此从临床到实验室都应尽量减少标本放置的时间。有条件者试管应加盖或用封口膜，以减少蒸发。

（4）注意避免下列情况，防止标本溶血：用止血带时间过长，引起血管内溶血；血液和抗凝剂比例失调（血量不足），由于渗透压的改变发生溶血；静脉穿刺处用酒精消毒，酒精未干即开始采血；注射器或盛血容器带水，或容器污染；注射器和针头连接不紧，采血时空气进入，产生泡沫，发生溶血。

（5）在摇动抗凝剂时应避免上下暴力振动引起溶血。最好的方法是将抗凝管放在两个手掌中来回滚动，可有效地防止溶血。

（6）当使用软连接式采血针进行多管采血，且PT管作为首管采集时，为消除采血针软管死腔的影响，确保真空度的准确性，以保持抗凝剂与血液的适当配比，建议在PT管前加伪管（强烈推荐）或将PT管后的顺序第一管放至首管采集。伪管可以由无抗凝管（空白管）或PT管充当，伪管采血时可不必完全充满。

（七）带教老师对学生真空试管采血法操作的评价要点（理论讲解）

（1）学生对患者实施的评估是否灵活、恰当、准确、有效。

（2）采血计划的制订是否根据医嘱、患者病情以及检验类型，是否合理安排采血时间、采血顺序、排管顺序等。

（3）采血前的准备工作情况，包括操作者、物品、环境、患者四部分，以及采血前核对准备工作、正确选择血管等。

（4）操作的熟练、规范、准确性。

（5）对采血操作关键点的熟练程度，是否灵活运用操作流程。

（6）操作是否规范，有无给患者造成不必要的损伤。

（7）操作是否达到治疗目的，有无发生溶血、凝血、漏血等情况。

（8）操作中是否关爱患者，沟通自然，灵活应变。

（9）操作中的计划性、整体性。

（10）真空采血相关知识掌握程度。

（黄蝶卿　曾毅）

第六章　临床护理健康教育技能

随着医学模式的转变和护理观念的更新，我国护理工作已逐步由单一的疾病护理转为集治疗、预防、康复和促进健康为一体的多元化护理模式。这一转变，使健康教育成为现代医院的重要职能及系统化整体护理的重要组成部分。作为健康保健系统中的重要成员，护理人员成为健康教育的主要实施者。对患者进行健康教育是医院发展的必然趋势，只要有医院和患者的关系存在，就有对患者的健康教育。掌握健康教育基础理论、合理运用相关技能是保证健康教育效果的关键。

第一节　健康教育的基础理论

一、健康教育的概念

（一）健康教育的概念

健康教育是通过信息传播和行为干预，帮助个人或群体掌握卫生保健知识，树立健康观念，自愿采取有利于健康的行为和生活方式的教育活动与过程。其目的是消除或减轻影响健康的危险因素，预防疾病，促进健康，提高生活质量。

定义中涉及了一个名词——信息传播，它属于传播学研究的范畴。其中“信息”泛指情报、消息、数据、信号等有关周围环境的知识。在健康教育中，主要传播的是健康信息，它泛指一切有关人的健康的知识、技术、技能、观念和行为模式。“传播”则是一种社会性传递信息的行为，是指人与人之间通过一定的符号进行的信息交流与分享。1948 年美国的哈罗德·拉斯韦尔提出了“五因素理论”，经典地描述了传播行为的过程，他认为信息传播有五个要素，即传播者通过一定的媒介，将信息传给受传者，达到一定效果的过程和活动（见图6－1）。可见，传播技巧运用得是否恰当是影响健康教育效果的重要因素。

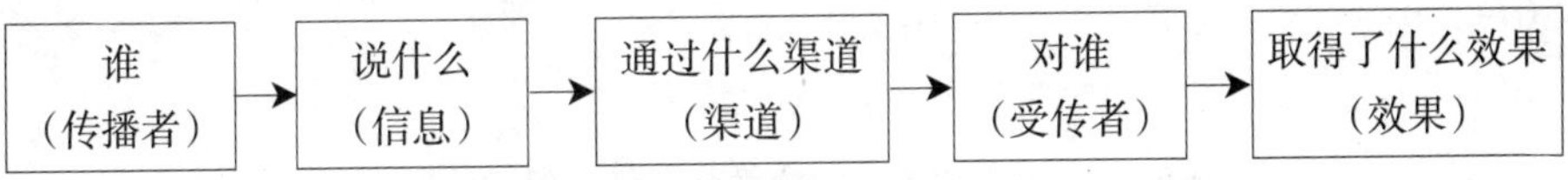

图6－1　拉斯韦尔公式及其相应的传播五因素

然而，健康教育不仅在于传播信息，其核心问题是促使个体或群体改变不健康的行为和生活方式，此时就需要利用行为干预来指导健康教育工作的开展。要提高健康教育的效果就必须拟订好计划，有组织地将计划付诸实施，并做好评价。当然，这并不等于说没有组织的个人（如护士）在没有预先计划的情况下，利用健康教育的理论和方法来改变患者对健康保健的错误认识和行为就不是健康教育。

（二）健康教育、健康促进与卫生宣传的比较

健康教育、健康促进和卫生宣传在我国使用普遍，但迄今为止，仍有不少人对这三个概念认识不清楚，甚至理解错误。例如，有人认为健康促进涵盖了健康教育，可以替代健康教育；也有不少人认为，卫生宣传就是健康教育。这些观点都是不正确的。

1. 三者有区别

“卫生宣传”是我国特有的一个名词，它是指在群众中进行有关卫生工作、环境保护和改造、健康保健等方面的信息传播活动，传播的内容也包括卫生政策、法规、条例和卫生（医学）科技新闻。而健康教育是针对行为问题采取的一系列科学的干预步骤，包括设计和评价技术的运用。它要解决的是帮助人们改变不健康的行为，建立健康的行为和生活方式，提高保健技能等问题。如果我们仅仅告诉人们什么是健康行为，这不是健康教育，只能算是卫生

宣传。健康促进的重点则是解决社会动员、社会倡导和相关机构的协调问题，以实现协调和协作的目标，在政策的制定、环境的建设和保护、健康支持环境的提供等方面产生作用。健康促进作为一种社会战略，它不能替代健康教育的功能。而卫生宣传要解决的是有关信息的扩散，其信息涵盖的范围比健康教育更广泛，但传播的信息不如健康教育传播的信息复杂和具体。具体区别见表6-1。

表6-1　卫生宣传、健康教育和健康促进的区别

	卫生宣传	健康教育	健康促进
工作内容	传播与健康相关的信息	①传播卫生保健知识；②对个体和群体目标人群进行健康观、价值观的认知教育及技能培训；③针对不健康行为进行干预	①制定健康的公共政策；②创造支持性环境；③强化社区行动；④发展个人技能；⑤调整卫生服务方向
工作目标	群众接收信息	个体或群体的行为改变	建立社会联盟，实现社会相关部门和社区履行对健康的社会责任
特点	①多为单向传播；②受众泛化；③不注重信息反馈和效果评价；④属于行动领域	①以传播健康知识为基础；②注重双向交流及对行为的影响；③注重行为改变；④注重健康教育计划的设计；⑤注重评价目标行为；⑥讲究科学性	①以倡导履行社会责任、建立合作关系和联盟为主要工作方法；②以政策、教育和卫生服务为基本支柱；③注重环境改变；④属于行为领域
理论	无	以行为学、传播学、社会学、教育学、心理学、预防医学、社会市场学的理论为基础的健康教育理论体系	未形成健康促进自身的理论体系

2. 相互联系与交叉

（1）卫生宣传可以算是健康教育中的一种措施。

（2）健康促进需要健康教育来推动和落实：健康教育在健康促进中起主导作用，这不仅是因为健康教育在促进行为改变中起重要作用，而且它对激发领导者拓展健康教育的政治意愿，促进群众的积极参与以及寻求社会的全面支持，促成健康氛围的形成都起到极其重要的作用，没有健康教育就没有健康促进。

（3）健康教育需要健康促进的指导和支持：政府的承诺、政策、法规、组织和环境的支持以及群众的参与是健康教育强有力的支持。如果没有健康促进，健康教育尽管能在帮助个体或群体行为的改变上做出努力，但显得支撑不够、软弱无力。

在实际工作中，有许多工作和项目需要卫生宣传、健康教育和健康促进一起参与进来，才能实现目标。

二、健康相关行为

（一）概念

健康相关行为是指个体或群体所表现出的与健康或疾病有关的行为。按照行为者对自身和他人健康状况的影响，一般可分为两大类：促进健康行为和危害健康行为。

1. 促进健康行为

促进健康行为是个体或群体表现出的客观上有利于自身和他人健康的行为。主要包括：基本健康行为、保健行为、预警行为、避免有害环境行为以及戒除不良嗜好的行为。

2. 危害健康行为

危害健康行为又称为危险行为，是指偏离个人、他人、社会的健康期望，客观上不利于健康的行为。

（1）主要特点：①对自身、他人或整个社会的健康有直接或间接，明显或潜在的危害作用。②对健康的危害有相对的稳定性，即对健康的影响具有一定的强度和持续时间。③是个体在后天生活经历中习得的，故又称为“自我创造危险因素”。

（2）分类：包括不良生活方式与习惯、致病性行为模式、不良疾病行为以及违反社会法律或道德的危害健康行为四大类。

（二）不良生活方式影响健康的特点

（1）潜伏期长。不良生活方式形成以后，一般要经过相当长的时间才能对健康产生影响，出现明显的致病作用。

（2）特异性差。不良生活方式与疾病之间没有明确的对应关系。

（3）协同作用强。多种不良行为同时存在，各因素对身体的影响不是简单相加，而是互相增强，这种协同作用最终产生的危害大于每一因素单独作用之和。不良生活方式中的诸多因素联合起来可使其致病作用大增。

（4）变异作用大。相同的不良生活方式对个体产生危害的程度和强度、发生时间早晚不同。

（5）广泛存在性。不良生活方式广泛存在于日常生活中，在很多人身上有着诸多表现，其对健康的危害深而广泛。

三、健康相关行为改变的理论

健康相关行为的转变是一个复杂的过程，各国专家学者提出了多种转变行为的理论，以期改变人们的健康相关行为，促进人类健康。应用较多也比较成熟的理论模式有“知信行”模式、健康信念模式和行为转变阶段模式。

（一）“知信行”模式

“知信行”是知识、信念、行为的简称。该理论认为，卫生保健知识和信息是建立积极、正确的信念与态度，进而改变健康相关行为的基础，而信念和态度则是行为改变的动力。只有当人们了解了相关的健康知识，建立起积极、正确的信念和态度，才有可能主动地采取有益于健康的行为，转变危害健康的行为。“知信行”理论可用下列示意图（见图6－2）来表示。

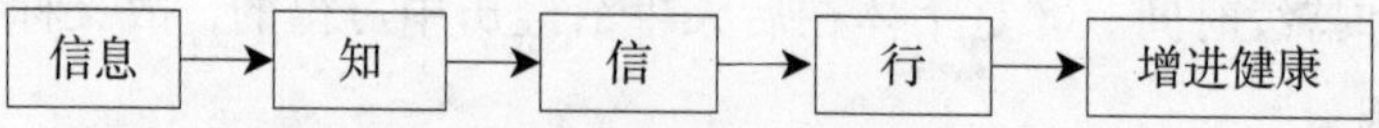

图6－2 “知信行”模式

其中，“知”代表知识和学习，是基础。如果一个人不了解吸烟的危害，他不可能主动戒烟，但现实生活中，知晓吸烟危害的男医生中却仍有半数人吸烟，这说明了解卫生保健知识只是行为改变的必要条件，并不是充分条件，要使他们主动戒烟，还需要一个关键因素——“信”，即信念和态度。信念是人们对生活中应遵循的原则的信仰，常与感情、意志一起支配人的行动；态度是指一个人对人、对事、对物和某种活动所持有的一种接近或背离、拥护或反对的稳定的心理倾向性。“行”则是产生促进健康行为、消除危害健康行为等行为改变的过程，是目标。健康教育就是这种促使知识转变成行为的重要外界条件。

但是，要使人们从接受知识到改变行为是一个非常复杂的过程，有许多因素可能影响这种转化，任何一个因素都有可能导致行为形成或改变的失败。

“知信行”模式直观明了，应用广泛。但该理论模式指导健康教育实际工作的作用比较有限，通常适用于一些非成瘾性并且行为效果比较明显的行为。

（二）健康信念模式

健康信念模式自20世纪50年代提出后，经过数位社会心理学家的修订逐步完善，被成功地应用于促进汽车安全带使用、遵医行为和健康筛查等方面的健康教育工作中。

健康信念模式是用社会心理学方法解释健康相关行为的重要理论模式，它提出健康行为来自于心理社会因素的共同影响。该理论认为，健康信念是人们接受劝导、改变不良行为、采纳健康促进行为的基础，其基本框架见图6－3。

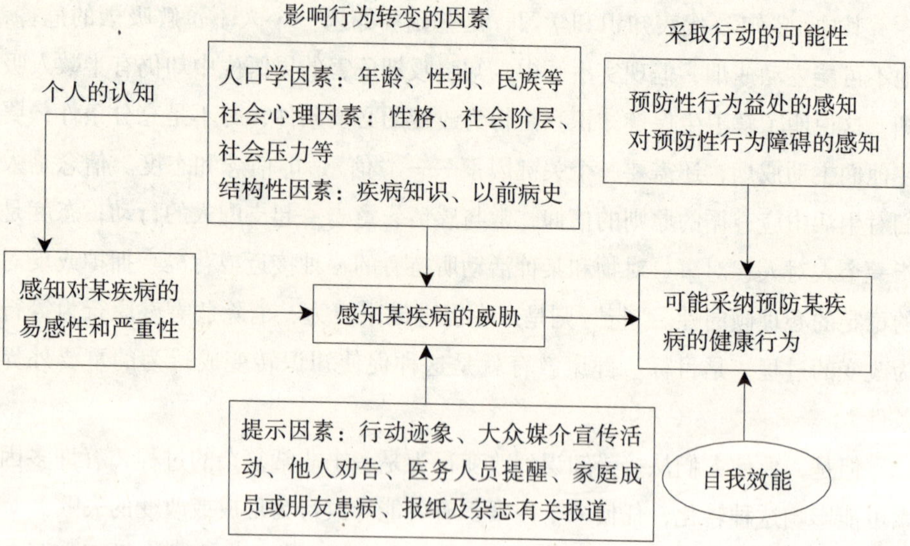

图6-3　健康信念模式

健康信念模式认为人们要接受健康护理人员的建议而采取某种有益于健康的行为或放弃某种危害健康的行为，与下列因素有关：

1. 对疾病威胁的认知

（1）知觉到严重性。这是对疾病后果比较主观的评估，这种评估包括两个交叉的维度：其一，为疾病引起的个人后果，包括疼痛的严重程度、造成机能障碍的可能性及死亡的机会等；其二，为疾病引起的社会后果，包括对目前家庭的影响、丢掉工作、整个家庭中的情感痛苦以及社会关系等。知觉到严重性可能是使健康问题显得重要的动机因素，如那些相信吸烟会导致肺癌而致死的人可能会有戒烟的动机。不过，有时我们也会发现，人们似乎并没有依据他们对疾病严重程度的认识而采取预防行为。

（2）知觉到易感性。这是我们对自己感染某种疾病的几率的个人评估。其尺度取决于个人对健康和疾病的主观知觉，如某些疾病发病率高，流行范围广，易感性就大。

2. 对行为效果的期望

（1）知觉到益处。仅认识到危害性和严重性还不够，只有意识到自己为摒弃危害健康行为的代价（如时间、负担、毅力等）确实能换取到预计效果时，人们才会采取行动，并有明确的行动方式和路线。

（2）知觉到障碍。人们对采纳促进健康行为的困难的认知，是使行为巩固持久的必要前提。健康护理人员应该实事求是地指出改变某些不健康行为可能要付出的代价，比如花费大、比较痛苦、不方便等，而且还应该帮助人们逐一克服畏难想法，这样才能保证健康教育的效果。近年来的研究表明，强调代价的信息更能刺激探查疾病的行为；而强调获益的信息更可能刺激保护健康的行为。

3. 自我效能

自我效能是指对自己的能力有正确的评价和判断，相信自己一定能通过努力成功地执行健康行为。自我效能的重要作用在于当认识到采取某种行动会面临障碍时，需要有克服障碍的信心和意志，才能完成这种行为。

此外，健康信念模式还重视促使某种行为发生的提示因素的存在，如大众媒体对疾病预防与控制的宣传，医生建议采纳健康行为，家人或朋友患有此种疾病等都有可能作为提示因素，促发个体采纳健康行为。提示因素越多，个体采纳健康行为的可能性越大。此外，该模式也关注行为者的特征对行为的影响，如年龄、性别、教育水平、家庭成员和团体帮助等因素，如年长吸烟者对于烟草导致冠心病、肺癌的认知要比青年人深刻，因此戒烟的可能性比青年人大。例如，某人从电视和网络上看到有关吸烟危害健康的信息（提示因素），得知吸烟可能导致肺癌（严重性因素），使他想到自己需要戒烟以防止危害的发生，减少健康损失，而且可以减少经济开支（预期获得效益）。但是，戒烟可能会导致不适应，甚至影响进食、睡眠等（对困难的认识），如果不能克服这些困难，就会继续吸烟，并认为自己可能不会发生肺癌（存在侥幸心理）。如果此时自己周围的人员中有人因抽烟发生肺癌，该个体开始决心戒烟（认识到自己的易感性），如果正好有人戒烟成功，并且戒烟之后确实健康状况改善，如咳嗽停止等，就可能促进他戒烟行为的确立（健康行为得到强化）。

（三）行为转变阶段模式

行为转变阶段模式的理论依据是，人的行为变化是一个过程而不是一个事件，而且每个改变行为的人都有不同的需要和动机。阶段变化理论虽然形成至今二十年不到，但其发展是相当迅速的。特别是针对一些成瘾性行为的矫正和良好健康习惯的形成方面，实际运用是具有较强说服力的。这对于目前运用于慢性非传染性疾病人群的干预工作，对烟瘾的戒断和运动、多食用水果蔬菜的习惯养成很有帮助，实际应用前景相当广阔。

行为改变的心理发展过程可分解为五个阶段，具体如下：

1. 无准备阶段

这一阶段的个体对危险行为毫无认识。他们根本没有意识到自己存在不健康的行为，对其危害性也毫无认识，所以他们根本没有行为转变的动机。针对这个阶段的转变策略是帮助个体提高认识，普及有关知识，推荐有关读物和提供建议。当个体产生行为转变的需要时，继续给他们提供帮助，即进入下一阶段。

2. 犹豫不决阶段

当个体开始意识到问题的存在及其严重性，并考虑是否需要改变自己的行为时，在此阶段会产生犹豫不决的心理。针对这个阶段的转变策略是提供转变该行为的技能，指导行为转变的方法和步骤。

3. 准备阶段

个体开始树立必胜的信念，做出行为转变的承诺，开始有所行动。但此阶段刚开始会遇到困难，如果不能得到帮助和指导，行为的转变最容易在这个阶段失败。针对这个阶段的转变策略是让个体充分认识到行为转变的困难，提供规范性行为转变指南，制定切实可行的目标，确定转变行为的步骤。更重要的是寻求社会支持，包括同事、朋友和家属的支持，确定哪些人可以给他关怀和帮助。

4. 行动阶段

开始采取行动改变危险行为。这个阶段开始会遭遇更多困难，最需要帮助和支持。如果在这个阶段遭遇困难而没有准备、计划不明确、目标太模糊或缺少他人帮助等，常常导致行动的失败。针对这个阶段的转变策略是争取各种支持，帮助克服各种困难，提高社会支持和环境支持。

5. 维持阶段

行为转变已经取得初步成果，需要维持并加以巩固。许多人取得了行为转变成功之后，往往放松警戒而造成复发。复发的常见原因有过分自信、经不起引诱、精神或情绪困扰、自暴自弃等。针对这个阶段的转变策略是不断巩固和强化，去除诱发因素等，目标是取得更加显著的效益和成果。

另外，对于成瘾行为还有一个终止行为阶段，干预策略是较长期的随访，当戒断成瘾行为者遇到其他生活问题时予以支持，帮助防止其复发。

第二节　对患者健康教育的基本程序

一、评估

健康教育是一种教与学的过程。这一过程中的主要构成者有教育对象、教育者和环境。在进行健康教育之前，需要收集有关教育对象的主观资料和客观资料，确定他们的学习需要，了解影响教育和教育对象学习的因素、压力、有利因素和障碍，然后围绕这些因素进行计划。在评估下列各个因素时，给自己提问："这些因素会影响我的教育效果吗？我应该怎样解决？"

（一）教育对象的评估

（1）一般特点。例如性别、年龄、教育程度、生活背景、方言、既往健康史等，这些因素会影响其对健康教育的需求、兴趣和教育方式，所以要根据对象的一般特点有选择地提供，如文盲多就不能通过发放健康教育材料的方式进行。

（2）学习需要和态度。学习需要和兴趣是激发学习动机重要的内在因素，而健康教育的重要任务就是要促进个体或群体形成动机，自愿地改变不健康的行为。没有需要和兴趣的学习是痛苦的，也是很难调动学习积极性的，会直接影响到学习的效果。

教育者需了解的内容：目前有什么需要改变？最想知道什么？对健康教育

的态度怎样？在落实有利于康复的行为时有哪些有利因素和不利因素？以前是否接受过有关方面的教育？注意不要通过问“你知道……吗”来判断，而应该用开放式的提问，如“请你谈一谈你平时是怎样控制饮食的”，而不要问“你知道糖尿病饮食的控制原则吗”。

（3）学习能力的评估。学习能力包括个体的年龄、视力、听力、记忆力、反应速度、身体状况等。

（二）教育者的评估

教育者的个人内在因素同样对学习起着重要的作用。主要从教学能力、教学态度、专业知识和技能、精力等方面进行评估。

（三）可用资源的评估

（1）进行教育所需的物质资源。

（2）教育对象的家庭及社区是否有可利用的资源。

二、制定健康教育目标

就护士对患者的健康教育来说，教学目标可分为护士教育目标和患者学习目标。护士教育目标是护士制订教育计划的依据，主要用来说明护士要给患者教什么和会产生什么结果。学习目标是患者为实现教育目标而确立的个体行为目标，主要用来说明患者需要学什么和将产生什么样的行为结果。

在确定教学目标时，护士应注意掌握分期性、一致性、可测性和参与性原则，根据患者住院不同阶段的治疗和护理要求，将患者教育的总目标分解为各阶段的分期目标，使教育目标循序渐进、相互渗透、环环相扣；制定的目标与患者学习需求、学习愿望和各阶段的治疗护理要求相一致；患者的学习目标应具有可测量指标，并能包含知识、技能、态度和行为等内容；教学目标应由护士与患者或家属共同制定，并鼓励患者及其家属积极参与教学活动。在制定目标时一定要注意现实性，要符合实际，一个健康教育工作者在有限的时间里，能提供给人们新信息的数量不可能太多，使人们态度和行为改变或自然社会环境改变的程度不可能太大，太多太大则不现实了。

三、制订计划

(1) 需要考虑的问题。

①哪种方法最适合教育目标的达成?

②哪种方法最能使教育对象接受?

③哪种方法你用起来最顺手?

④怎样组织内容教育对象才容易接受?

(2) 确定健康教育的内容。

(3) 确定健康教育的方法。

四、实施

为了保证健康教育计划的完成，提高患者的学习效果，实施中必须遵循以下原则:

(1) 有明确的实施目标。根据实施目标随时进行评价。

(2) 建立融洽的护患关系。护患关系是实施计划的提前，良好的护患关系可以为患者提供一个轻松自如的学习环境。

(3) 注意信息的双向沟通。护士通过有效的沟通，了解患者的需求，评估学习的效果。

(4) 使用适宜的教育辅助材料。健康教育过程中适当使用辅助材料或自制教具，以增强患者的参与性与教育过程的直观性和趣味性，提升教学效果。

(5) 适当组织患者集体学习。集体学习不仅可以节省时间，还可以利用群体的动力，提高健康教育的效果。

五、评价

(一) 过程评价

可以通过以下三种方式进行评价:

(1) 自评。回答下面问题:“我在健康教育活动中有哪些方面做得比较好?”“有没有我不满意的地方？下次我怎样改进?”强调总结对以后的教育活动有建设性意见的评价。

（2）同行评价。听取同行的积极评价和今后的改进意见，最好提供给同行一份意见调查表以便逐一评价。

（3）教育对象评价。注意教育对象的非语言表现，如他们是否感兴趣?注意力是否集中？是不是看着你？他们看上去很紧张还是很放松？或者是很困惑、很生气还是很忧虑?

（二）结果评价

根据教育目标来制定评价指标。主要了解相关知识、技能、态度、信念、价值观以及目标行为的改变情况。

（1）知识方面的改变：①健康教育者对教育对象提问和讨论；②观察和讨论教育对象如何将知识运用到现实情境、如何解决问题；③观察教育对象如何应用新掌握的技能；④进行测验或问卷调查，结果可以与他们参加教育活动之前的情况相比较，或是与没有参加教育活动的对照组进行比较。

（2）自我意识和态度方面的改变：①观察教育对象在健康教育活动过程中及结束后的言行改变；②请教育对象对自己的态度和价值观评分。

（3）决定方面的改变：请教育对象说出自己的打算，可通过访谈或调查问卷来了解。

经过评价以后，如果个体改变不理想的话，积极寻找原因，再对健康教育的计划进行修正。

第三节　常见的健康教育形式

一、面向个体的健康教育形式

（1）咨询。医务人员在为患者进行诊疗、保健的过程中，解答患者的疑问，帮助他们澄清观念，做出行为决策。

（2）交谈或个别访谈。通过面对面的直接交流传递健康信息，帮助教育对象学习健康知识，针对教育对象存在的具体问题，引导其改变不利于健康的态度、信念和行为习惯。

（3）指导。通过传授知识和技术，使教育对象学习和掌握自我保健的技能。

（4）编印健康教育处方。健康教育处方是医嘱形式的健康教育文字材料，供医护人员在随诊过程中发放使用。其特点是一病一议，针对某种疾病的特点，对患者进行防治知识、用药及生活方式方面的指导，指导患者在药物治疗的同时更多地注重预防保健和自我护理。

二、面向群体的健康教育形式

（1）卫生科普讲座。针对社区群众关心的与群众健康密切相关的健康问题，通过系列讲座的形式进行普及。例如，心脑血管病的防治讲座、心理卫生知识讲座等。

（2）卫生科普知识晚会。用文艺形式宣传卫生知识，晚会一般以文艺演出为主，可以穿插本社区与健康相关的人和事，还可适当配合演说、板报展示等形式。卫生科普晚会要注意内容的选择，避免因注重娱乐性而忽视科学性；同时要注意调动群众的积极性，组织社区群众广泛参与。

（3）卫生知识竞赛。卫生知识竞赛是一种参与人数多、普及面广、社会影响大、传播内容深入规范、能够充分调动参与者积极性的教育方式，但组织工作难度较大。

（4）发放卫生科普资料。向社区居民发放传单、小册子、小折页等卫生科普资料，也是社区健康教育的一种常用方法。

三、面向大众的健康教育形式

（1）卫生墙报、橱窗。利用街道、单位的黑板报、宣传板、宣传橱窗来宣传卫生知识。比如在社区内设置卫生报栏就是一种受群众欢迎的方式，其特点是经济实用、简便易行、图文并茂，为群众喜闻乐见，便于经常更换。

（2）流动卫生科普展板。卫生科普展板是利用展示陈列的形式，将卫生知识通过结合照片、图画等，以图文并茂的方式表现出来，然后制作设有支架的系列展板到各社区或单位流动展出。这种教育方式比较灵活，而且具有通俗化、形象化、艺术化的特点。注意展板的主题要明确，内容要集中，要配有文字说明，最好配备讲解和现场咨询人员。

（3）利用电教设备或者网络进行健康教育。在社区卫生服务中心的门诊可以播放卫生科普片，有条件的社区可以通过闭路电视或者开设健康教育网站进行健康教育。

以上几类健康教育形式在实际应用中各有利弊。例如，群体教育相对来说更有组织性，一般适用于大小团体，但其教育对象比较被动，反馈也相对受限；而个别教育比较有针对性，也容易接受反馈，但只适用于小规模的健康教育。因此，在进行健康教育时，必须灵活掌握，选择适当的教育形式。

第四节　常用健康教育技巧

一、个别咨询技巧

这是最简易的教学方式，随时随地都可施行。

（一）了解需要咨询的问题

在与对方会谈时，首先要与其建立融洽的人际关系，继而设法了解或识别对方遇到的困难及问题。

（二）个别咨询技巧

除了基本的沟通技巧外，还应注意下列事项：

（1）建立信任关系。事前应对会谈对象的背景资料（如姓名、职业、教育程度等）有所了解，并先从其较关心的事谈起。

（2）交谈内容具有专业性。即护士本身应对所要谈的内容具有相当的知识，并在事前充分准备，但要注意通俗易懂。

（3）内容少而精。最好每次只将两三个重要观念告诉对方，务必让其充分了解并消化。

（4）教育辅助材料的使用。尽量使用辅助材料协助说明。

（5）示教与回示教。有关技能的指导应该采用示范教育的办法，并通过回示教了解教育对象的掌握情况。

（6）重复和总结。注意适当重复和总结，以便加深记忆。

（7）注意反馈。不要只顾着自己讲话，应鼓励教育对象多谈，以便了解他们的问题与需要，以及他们对内容的了解情况。不要讥笑或批评对方的想法幼稚，应尊重对方。

（8）会谈结束注意事项。要确定对方确实了解了教育的内容，同时应留下宣传单张等资料，以便教育对象复习或分送他人。必要时可预约下次会谈时间。

二、健康教育讲座技巧

护士进行健康教育的一个重要形式就是进行健康教育讲座，此时首先要考虑的是需要教什么？怎么教效果才最好？教完了以后的效果如何？这就回答了具体的基本步骤：要先进行评估、确立教学目标，然后采用适当的方法，教育结束之后要有评价，评价的结果又可作为再次教育的参考，所以教育步骤应是一个连续不断的循环过程，以下分别介绍健康教育讲座的各个步骤。

（一）备课

1. 评估

评估包括对教育对象的评估、教育者的评估和教学场地的评估。

2. 确定讲座的教学目标

目标的陈述和制定护理目标的要求相同，要求所陈述的目标具有可测量性。另外，要注意目标的现实性，不应求多求大。

3. 制订讲座计划

（1）确定教学内容。①针对教学目标来选择教学内容，护士应该选择教育对象最需要了解的内容安排讲座。一次教学内容不宜过多，一般成年人一次可记住 5 ~7 条内容，为加深个体的记忆每次仅讲授 3 ~4 条核心内容即可。②注意内容的实用性和可操作性。例如，教会糖尿病病人如何保护足部比仅仅告诉他们“应该保护足部”的信息更为关键。③确定内容的讲授顺序，一般原则是从简单到复杂，从具体到抽象，从重要到不重要，从最熟悉到最不熟悉的顺序安排。

（2）确定健康教育的方法。教学方法多种多样，包括讲授、讨论、角色扮演、示教与回示教等，需根据特定的场合、教育对象的特点选择合适的方法。

（3）教学媒体的制作要点。讲座如果使用 PowerPoint 文件，有几点需要特别注意：①一张幻灯片中内容不宜过多，只能涉及一个主题；②文字精练；③一屏文字最好不超过 7 行，每行以 15 字为宜，英文字母不超过 25 个；④针对老年人的讲座特别需要注意文字不宜过小；⑤画面尽量简洁，色彩协调统一，画面中颜色不超过 5 种，背景不宜过于鲜艳，不宜频繁变换背景图片及文字颜色；⑥选择动画效果时切忌变换繁杂，注意符合视觉习惯，不要加入不必要的声音。

4. 场地的准备

实地看看场地大小是否符合要求；讲座所需的音响、电源、照明等设备是否处于正常工作状态；教学辅助设备如多媒体、投影仪、音像器材等是否运转正常，随时可以投入使用；教材、教具是否准备好。此外，对于讲座场地的周围环境、噪声等也应采取相应的控制措施，以最大限度地保证良好的培训环境。

（二）讲座过程中的注意事项

（1）开场说明。讲座之初，要说明讲课的内容，明确讲座的目标以及持续时间，让教育对象做到心中有数。

（2）使用简单的日常用语。尽可能用教育对象熟悉的语言解释问题，避免用医学术语。多讲故事，多用口诀，比如洪昭光教授进行健康教育时风趣幽默的风格，就值得学习。

（3）强调教育对象的参与互动。可以采取提问、讨论、游戏等形式增强教育对象的参与感，增强其积极性。

（4）重视反馈。讲座同时观察教育对象的反应，重视反馈，及时回答他们的提问。如果发现教育对象出现注意力不集中或是不耐烦的情况，要了解他们的需要，及时调整教学方案。

（5）重复和总结。某些重点内容，要注意重复，以加深教育对象的印象。

（6）播放多媒体或者演示挂图的注意事项。①距离适中，保证所有教育对象都能看清楚；②面向教育对象，身体站在多媒体或屏幕一侧，避免挡住部分人的视线；③重点讲解材料中的主要内容，边讲解边指示；④有计划地提出问题或让教育对象提问题，对他们不清楚的地方作进一步的解释；⑤利用电脑播放 PowerPoint 文件时，切忌过分依赖投影或始终站在电脑前，要发挥自身的主导作用，使讲座生动有趣。

（三）评价

讲座结束后，进行自我评价，也可通过发放问卷或调查表的方式，请教育对象进行评价。

三、健康教育文字资料的制作与使用技巧

（一）制作原则

（1）科学性。科学性是制作和评价文字资料的关键和灵魂。要做到这一点，护士必须认真研究准备制作的健康教育材料的主题，参考权威书籍及文献，并需通过同行、医生的审核后方可使用。

（2）实用性。健康教育的目的是帮助个体或群体掌握健康知识，改变不良态度，形成健康行为，所以文字材料也要根据不同的教育目的来组织，提供的内容要有实用性和可操作性。比如，慢性病患者一般在社区中康复，是健康教育的主要对象，所以在有关疾病保健的材料中要告诉患者在哪些情况下应及时就医。

（3）时效性。医学护理科学发展迅速，健康教育内容也要与时俱进，体现最新的研究成果；另外，健康教育的内容要符合社会的需要。

（4）可读性。内容表达尽量通俗，把阅读水平控制在小学四年级左右。

（5）趣味性。如果文字资料有趣味性的话，就容易受到教育对象的喜爱，便于他们阅读和理解，因此可运用适当的图片或者风趣幽默的言语来表达。

由于制作健康教育文字资料比较难，而且比较费时费力，故当需要某一主题的文字资料供健康教育之用时，可以上述原则为标准，考察是否有现成的资料可以利用。如果资料不合适，再着手制作。

（二）制作要点

1. 内容的组织

除了必须遵循制作的原则外，还需注意以下几点：

（1）内容的选取。首先应该选择教育对象需要的最基本、最重要的信息，而不是把所有相关的信息都加以罗列。内容不要贪多，一般不超过五个主要内容，以免增加教育对象理解和记忆的负担。以“教育对象想知道的”和“教育对象必须知道的”内容为重点。比如，有不少关于预防艾滋病的材料都是从“艾滋病的医学名称全称是获得性免疫缺陷综合征”开始的，其实，大多数老百姓都不需要知道这条信息，因为这条信息与他们采取预防艾滋病的行为没有重要的关系，而且他们也很难记住这条信息。

（2）顺序的安排。在开篇处写下该资料的主要目的和目标。由于记忆的前摄效应和倒摄效应，中间部分的文字材料容易被忽视和遗忘，因此在不明显违反内容逻辑性的前提下，建议按照教育对象最关心的内容来安排顺序，即把最关心或最重要的问题放在前面，这样既便于他们记忆也容易吸引他们继续阅读。如果必须放在中间，可采用吸引注意力的办法，如插入图片或者改变字体、字号等。

（3）附加信息。建议在文字资料上注明制作的日期、修改版次、地址和联系电话。

2. 表达方面

（1）使用简单通俗的词语。避免使用医学术语和专业性的统计资料，特别是英文缩写。如果实在没有其他的词代替，则需要解释英文的含义。注意保持术语前后一致。如果属于比较生僻的词，最好标明拼音，便于教育对象能顺利读出。

（2）尽量使用短句和短段落。每句话不超过 15 个字，一句话表达一个主要意思。一个段落最好不超过 5 行，并且只表达一个中心。把重点内容用条目的形式列出，使用数字来表明条目数，便于教育对象记忆。如果要帮助他们掌握某种操作技能，不能光用文字平铺直叙，可用“首先、其次、再次、最后”等词表示程式化，最好辅以反映动作要领的图片。

（3）人性化的表述。采用第二人称描述。减少用“不要、禁止”或恐吓性词语，换之以“建议、最好”。

（4）图片的选配。合适的图片便于教育对象理解和记忆，同时也增加趣味性和生动性。插图要简单明了，最好是即使没有文字解释他们也能看懂。关于行为、技能方面的内容，图片要能展现动作技巧。最好只呈现正确的动作和行为，如果必须呈现错误以起到警示作用的话，最好在图上有明确的错误标志。

3. 版式方面

标题和正文的字体要有所区别，突出显示重点词语。一般可以用 12 或 14 号大小的字，选用宋体作为正文便于阅读。避免大段的文字使用斜体或其他字体。版面不要安排得太紧，可用 1.5 倍行距，右边可以增加页边距，便于教育对象做记录。

4. 评价及修改

制作结束后，请同行、医生提意见和建议。同时给不同背景和教育程度的读者阅读，请他们提出意见和看法（包括内容的科学性、可接受程度等）。一般来说，一份材料从初稿到定稿需要经过 2 ~ 3 次的修改过程。

一份健康教育材料经过计划—制作—评价—修订之后就可以投入印刷使用了。

（三）健康教育文字材料的使用

一般来说，发放给个人或家庭使用的健康教育处方、折页、小册子等文字材料，应对材料的使用方法给予具体指导，主要技巧有：①向教育对象强调学习和使用材料的重要性，引起对方的重视。②提示材料中的重点内容，引导教育对象加强学习和记忆。③讲解具体的使用或操作方法，使教育对象能够遵照有关步骤自行操作。④在患者复诊或再次进行家访时，了解材料的保管和使用情况，必要时再次给予辅导。

四、面向大众材料的使用技巧

在医院或其他公共场所经常张贴使用的媒体材料有宣传画、墙报、报纸等，一般来说，这类材料只能由大众选择性地接收，卫生工作人员不太可能向人们作直接的讲解、说明。在使用上应注意以下几点。

1. 地点

张贴和摆放使用的地点要选择人们经常通过又易于驻足的地方，如病房走廊、门诊的候诊室。注意挂贴在光线明亮的地方，以便阅读。

2. 位置

挂贴的位置应醒目，高度以成人阅读时不必过于仰头为宜。有的单位为了保护材料不被损坏，把宣传画、墙报贴得过高，使得读者阅读费劲甚至难以注意到，影响传播效果。

3. 更换

应该根据宣传重点和季节等因素来更换材料，以便读者保持新鲜感。

4. 维护和保养

注意维护和保养，发现有损坏应及时修补或更换。

（周春兰　高钰琳）

第七章　临床护理健康评估技能

无论是在临床教学查房还是在操作教学的过程中，只有具备了整体护理的理念，才能指导学生正确地评估病人的全面情况，正确、高效地实施护理。

第一节　护理健康评估概况

一、临床护理健康评估技能的重要性

（一）护理程序的重要环节

健康评估是护理程序的首要环节，是系统、连续地收集评估对象有关健康资料的过程，是确定护理诊断、制定护理计划和措施的依据。正确的护理基于准确的护理诊断，准确的护理诊断又基于正确的健康评估，所以说完整准确的健康评估是保证护理质量的先决条件。作为临床护理教师，掌握临床护理健康评估的技能十分必要。

（二）护理工作专业性的体现

长期以来，护理人员一直作为医生的附庸，有一种片面说法是“医生的嘴、护士的腿”，之所以造成这一现象，主要是由于护理人员缺少专业所需要的决策理论体系。医生的一切诊疗措施都以其对疾病的诊断为依据，而护士的护理措施由于没有自己的诊断系统，不得不服从于医生的疾病诊断。当然，护理人员和医生是协作的关系，协助医生完成有关的医嘱也是义不容辞的。但护理作为一个专业，还有其独立的职责，这就必须以护理诊断为依据，只有这样，才能发挥护理人员在诊疗服务过程中的主动性和积极性，才有可能真正和

医生建立起平等协作的关系，最终改变“腿”的形象。而护理诊断的前提恰好是健康评估，可见掌握健康评估技能对于护理工作者的重要性。

二、临床护理健康评估思路的确立

临床护理健康评估的目标在于贯彻整体护理的理念，能够以护理程序为框架，以功能性健康形态作为收集和分析评估资料的模式，培养临床护士用与医学诊断不同的整体护理评估的思维模式，确认病人的护理需要、护理问题或护理诊断，以及监测病情变化的能力。

以十一项功能性健康形态为例：健康感知—健康管理形态；营养—代谢形态；排泄形态；活动—运动形态；睡眠—休息形态；认知—感知形态；自我感知—自我概念形态；角色—关系形态；性—生殖形态；应对—应激耐受形态；价值—信念形态。评估时分别收集患者的以上功能性健康形态主客观资料，以作出全面准确的护理诊断。

第二节　护理健康评估技能操作的主要内容和程序

一、一般状况、头面颈部和浅表淋巴结的评估

【目标】

（1）说出全身状态、皮肤、淋巴结、头颈部评估的内容。

（2）正确实施皮肤、淋巴结、头颈部的评估。

（3）认识各评估项目的正常状态。

【物品】

手电筒、软尺、压舌板、听诊器、笔、血压计、体温计、瞳孔测量尺

【步骤和方法】

步骤	方法和要点
全身状态评估内容	生命体征（体温、脉搏、呼吸、血压），其他状况评估（性别、年龄、意识、发育、营养、体型、面容表情、体位姿势、步态）。
备物、洗手、解释	物品准备齐全到病室，当着被检者的面洗手，向被检者解释评估的目的和要求，消除被检者的紧张情绪。
一、生命体征的测量	（略）
二、皮肤评估：弹性	最常用的部位：上臂内侧肘上3～4厘米处。 方法：评估者以左手握住被检者右腕并将其手臂轻度外展，右手拇指与食指（相距3～4厘米）捏起该处皮肤，片刻后松手，观察皮肤皱褶平复的情况。松手后迅速平复为皮肤弹性良好，松手后平复缓慢为皮肤弹性较差。
三、淋巴结评估	触诊各组淋巴结时，如遇淋巴结肿大，应注意其大小、数目、硬度、压痛、活动度、与皮肤有无粘连等。
1. 头颈部淋巴结评估	评估部位及顺序为：耳前→耳后→枕后→颌下→颏下→颈前三角→颈后三角→锁骨上窝。 评估手法：用双手指紧贴耳屏前，滑动触诊耳前、耳后→用右手指触诊枕后淋巴结→被检者头稍低向左侧，右手指尖分别触摸颌下和颏下淋巴结，同法触摸右侧颌下淋巴结→双手指在颈前三角区，先沿胸锁乳突肌前缘触诊→评估者双手指尖在颈后三角沿斜方肌前缘和胸锁乳突肌后缘触诊→被检者稍前屈，用双手指尖在锁骨上窝内由浅部逐渐触摸至锁骨后深部，评估锁骨上淋巴结。
2. 腋窝淋巴结评估	评估顺序：顶部→后壁→内侧壁→前壁→外侧壁。 评估方法是：被检者采取坐位或仰卧位，评估者面对被检者，一般先评估左侧，后评估右侧。用右手查左腋，左手查右腋。评估左腋时，评估者左手握住被检者左腕向外上屈肘并抬高约45度，右手指并拢，掌面贴近胸壁向上逐渐达腋窝顶部，滑动触诊，然后依次触诊腋窝后、内、前壁，再翻掌向外，将被检者外展的上臂下垂触诊外侧壁。
3. 滑车上淋巴结评估	评估右侧滑车淋巴结时，评估者右手握住被检者右手腕，抬至胸前，左手掌向上，小指抵在肱骨内上髁，无名指、中指、食指并拢在肱二头肌与肱三头肌沟中纵行、横行滑动触摸。同法评估左侧。

（续上表）

步骤	方法和要点
四、头部评估	头部评估内容及顺序：头发→头皮→头颅→眼→耳→鼻→口。
1. 头发	观察头发色泽、分布、密度及脱发情况。
2. 头皮	按顺序拨开头发观察头皮。
3. 头颅	测量头围：以软尺自眉间绕到颅后通过枕骨粗隆，再从对侧绕回到眉间，记录结果。
4. 眼	
（1）眉毛及眼睑	观察眉毛分布，看其有无脱落现象，眼睑有无内翻、水肿、闭合障碍等病况。
（2）结膜及巩膜	评估上睑结膜时需翻眼睑，注意评估者手要干净。其要领为：嘱被检者下视，用食指和拇指捏住左上睑中外1/3交界处边缘，轻轻向前下牵拉，然后食指向下压迫睑板上缘并与拇指配合将睑缘向上捻转翻转上眼睑。观察睑结膜和穹隆结膜。评估后提起上眼睑皮肤，同时嘱被检者向上看，翻转复原。 评估下睑结膜时，用双手拇指置于下眼睑中部，请被检者向上看，同时向下牵拉下眼睑边缘，观察下眼睑结膜、球结膜及巩膜。
（3）眼球	观察眼球的外形有无突出或下陷，并评估眼球运动。 具体方法：被检者坐位，评估者在其对面；被检者如为卧位，评估者在其右侧。评估者告知被检者头部保持不动，一般先评估左眼，再评估右眼。评估者伸右臂，竖食指，距被检者眼前约40厘米左右，嘱其注视。手指按以下顺序移动，水平向右→右上→右下→水平向左→左上→左下共六个方向。评估每个方向时，都要从中位开始（即两眼平视前方）。不能将各方向连起来画圆圈。评估时注意眼球转动幅度、灵活性、两眼是否同步、有无眼球震颤、斜视、复视等。
（4）瞳孔	
①瞳孔的大小及形状	测量瞳孔直径，双侧瞳孔是否等大同圆。
②对光反射	有直接对光反射和间接对光反射。先查左侧瞳孔：取手电筒，聚光，手电光由外向内移动，直接照射瞳孔，瞳孔缩小，称为直接对光反射。用手于鼻根部隔开双眼，用手电光直接照射左瞳孔并观察右侧瞳孔，如缩小，称间接对光反射。同法评估右侧。

（续上表）

步骤	方法和要点
③集合反射	嘱被检者注视一米以外的食指，然后将食指逐渐向眼球方向移动至距眼球约5～10厘米处，观察两侧眼球和瞳孔的变化。
5. 耳	评估耳廓、外耳道、乳突并初测听力。 评估耳廓有无畸形、结节或触痛→使被检者头部转向右侧，将左手拇指放在耳屏前向外上牵拉，右手持手电筒观察外耳道的皮肤及有无溢液，先左后右→评估乳突有无压痛→粗测听力：嘱被检者闭目，并用手指堵塞未被检测的外耳。评估者站在被评估者后面以拇指与食指相摩擦，自一米以外逐渐移近被检耳部，直到被检者听到声音或接近耳部为止。以同法测对侧听力，并与正常人作比较。
6. 鼻	
（1）鼻外形	观察皮肤颜色及外部形态。
（2）鼻前庭、鼻通气	左手拇指将鼻尖上推，借手电光观察鼻前庭和鼻腔、分泌物、鼻中隔有无偏曲、鼻息肉或肿瘤等→查鼻通气时手在鼻上，分别用拇指和食指压闭一侧鼻翼，评估另一侧的通气情况。同法评估另一侧。
（3）鼻窦压痛	评估顺序为额窦、筛窦、上颌窦。
① 额窦	评估者双手置两侧颞部，双手拇指分别置于左右眼眶上方稍内，用力向后按压，观察并询问有无疼痛现象。
②筛窦	评估者双手置于颈部耳廓部，双手拇指分别置于鼻根部与眼内角处向内后方按压。
③上颌窦	评估者双手置于两侧耳后，双手拇指分别于左右颧部向后按压。
7. 口	
（1）唇	颜色，有无疱疹、糜烂、畸形。
（2）口腔粘膜	取手电筒和消毒压舌板，观察口腔粘膜。注意腮腺开口情况（上颌第二磨牙对面的颊粘膜上），有无红肿或分泌物。
（3）牙齿	如发现牙齿有龋齿、缺齿或义齿，应按格式标明所在部位。
（4）牙龈	以压舌板轻轻压迫牙龈，注意有无肿胀、出血、溢脓和疼痛等现象。
（5）舌	请被检者伸舌，观察舌体、舌苔和伸舌运动。

(续上表)

步骤	方法和要点
(6) 咽部及扁桃体	嘱被检者张大口并发"a"音，手持压舌板在舌前2/3与后1/3交界处将舌迅速下压，借助手电光观察硬腭、软腭弓、腭垂、扁桃体。如扁桃体肿大则应注意分度（分为Ⅲ度：Ⅰ度肿大之扁桃体不超过咽腭弓；Ⅱ度超过咽腭弓，未达到咽后壁中线；Ⅲ度处于或超过咽后壁中线）。
五、颈部评估	
1. 颈静脉	被检者分别取平卧位、30°~45°的半卧位，观察锁骨上缘至下颌角颈静脉充盈的情况。
2. 甲状腺	
(1) 视诊	观察甲状腺的大小和对称性。
(2) 触诊	被检者采取坐位，评估者位于被检者前面评估。先评估左叶，左手拇指轻推环状软骨及气管向左侧，右手拇指在气管旁，食指、中指在左胸锁乳头肌后缘，使甲状腺左叶在此三指间，以拇指滑动触摸来确定甲状腺状态。评估右叶时，右手拇指轻推环状软骨及气管向右侧，左手拇指在气管旁，食指、中指在右胸锁乳头肌后缘，方法同左叶评估。评估中嘱其做吞咽动作。评估时注意甲状腺大小、质地、有无结节、是否对称、有无压痛及震颤等。评估动作宜轻柔，避免过于重压引起疼痛、咳嗽、憋气等。注意甲状腺肿大的分度及描述。
(3) 听诊	如有甲状腺肿大，应注意听甲状腺有无血管杂音。
3. 气管	将食指与环指（无名指）分别放在两侧胸锁关节上；将中指置于气管上，判断气管有否移位。
4. 强直与运动	被检者仰卧，去枕，评估者一手置于被检者后颈部轻轻抬高头部并屈颈及向左右转动，观察并感觉有无颈项强直及运动障碍。

二、正常胸廓及肺部评估

【目标】

(1) 能指出胸部的体表标志、人工划线及分区。

(2) 能掌握肺部评估的基本方法。

(3) 能掌握间接叩诊法，分辨四种叩诊音（清音、浊音、鼓音、实音）。

(4) 能正确进行三种呼吸音的听诊（支气管呼吸音、支气管肺泡呼吸音、肺泡呼吸音）。

（5）能正确判断胸廓形态和肺的正常状态。

【物品】

听诊器、直尺、标记笔、笔记本

【步骤和方法】

步骤	方法和要点
备物、洗手、解释	物品准备齐全到病室，当着被检者的面洗手，向被检者解释评估的目的和要求，消除被检者的紧张情绪。
一、正常胸部标志、划线及分区的确认	
1. 锁骨	
锁骨中线	锁骨肩峰端与胸骨端两者中点的垂直线。
锁骨上窝	锁骨上方的凹陷部，相当于两肺上叶肺尖的上部。
2. 胸骨角	由胸骨柄与胸骨体的连接处向前突起而成。
胸骨上窝	胸骨柄上方的凹陷部，气管位于其后。
3. 腋窝	
腋前线	通过腋窝前皱襞，沿前侧胸壁向下的垂直线。
腋后线	通过腋窝后皱襞，沿后侧胸壁向下的垂直线。
腋中线	自腋窝顶端位于上述两线之间的向下的垂直线。
4. 第七颈椎棘突	低头时最突出，其下为第一胸椎。
5. 肩胛下角	肩胛骨的最下端，可作为后胸部计数肋骨的标志。
肩胛下角线	双臂下垂时通过肩胛下角，与后正中线平行的垂直线。
肩胛间区	两肩胛骨内缘之间的区域，上线为肩胛冈，下线为肩胛下角的连线。
肩胛下区	两肩胛下角连线与第12胸椎水平线之间的区域。
二、平卧位评估	
（一）视诊	被检者平卧，充分暴露前胸部。
1. 一般情况	营养状态、皮肤（是否有皮疹、局部有无炎症、溃烂及突起）等。
2. 胸壁静脉	有无胸壁静脉充盈或曲张。
3. 呼吸运动	呼吸运动类型、呼吸频率、节律，两侧呼吸运动是否对称。
4. 胸廓外形	两侧是否对称，观察并比较胸廓的前后径肋间隙的宽度。

（续上表）

步骤	方法和要点
5. 乳房	①是否对称，皮肤有无发红，皮肤有无溃疡、色素沉着和瘢痕、有无橘皮样改变等；②乳头的位置、大小，两侧是否对称，有无分泌物；③男性有无乳房增大。
（二）触诊	
1. 胸壁	用双手手掌前部分别按压两侧胸廓的上、中、下三部分，观察有无压痛和皮下气肿（捻发感）。
2. 胸骨压痛	用拇指依次按压胸骨柄和胸骨体的各部分，询问有无压痛感。
3. 乳房触诊	乳房、乳晕和乳头三部分： ①先健侧后患侧； ②均从外上象限开始评估； ③左侧乳房按顺时针、右侧乳房按逆时针顺序进行； ④采用滑行触诊法，触诊时注意有无红肿热痛和包块，包块的部位、数量、大小、外形、硬度、活动度、有无压痛等； ⑤评估乳晕，用拇指和食指按压乳晕，观察有无硬结； ⑥评估乳头，用拇指和食指挤压乳头，观察有无分泌物。
4. 胸廓扩张度	即呼吸时的胸廓动度，在胸廓前下部评估最为明显。 评估者两手掌及伸展的手指置于胸廓两侧下部的对称位置，左右拇指分别沿两侧肋缘指向剑突，两拇指间距为2厘米，然后嘱被检者做深呼吸，可以观察到两拇指间距随呼吸运动扩大和缩小，而且左右两侧分别移动的距离始终相等。
5. 触觉语颤	①方法：评估者将左右手掌的尺侧缘轻放于两侧胸壁的对称部位，然后嘱被检者用同等的强度发“yi”长音，并双手交换部位，以排除两手感觉的误差。 ②部位：上、中（偏外侧）、下。 ③注意：比较两侧相应部位语音震颤的异同，注意震颤感有无增强或减弱。
6. 胸膜摩擦感	双手手掌置于被检者胸廓下侧部，触诊有无胸膜摩擦感（急性胸膜炎患者呼吸时，因脏层和壁层腹膜相互摩擦造成的）。
（三）叩诊	
1. 间接叩诊手法	①左手中指紧贴被检者皮肤，其余四根手指抬起。以第二指节作为叩诊板，右手中指指端作为叩诊锤，以垂直方向叩击于板指上。

（续上表）

步骤	方法和要点
	②叩诊应有适当节奏，不可过快，每一部位每次叩诊只需连续叩击两次，最多不超过三次。 ③每次叩击后，右手中指应迅速抬起离开板指。 ④叩诊力度应均匀适中，以便于对比。 ⑤叩诊应从容进行，不能过急或过缓，应仔细分辨音响变化，同时应注意叩诊时板指下产生的震动感觉的差异。
辨别四种叩诊音	沿右锁骨中线，自第二肋间开始直至脐部，分别可以叩出清音、浊音、实音和鼓音。
2. 肺部叩诊音	板指与肋骨平行，由第一肋间至第四肋间，按由外向内、自上而下、两侧对比的原则叩诊。注意叩诊音的改变及板指的震动感。
（四）听诊	
1. 听诊顺序	自上而下，以胸部各条径线为重点，由前胸到侧胸再到背部，左右对称的位置对比。
2. 听诊内容	
（1）明确三种呼吸音	①支气管呼吸音：在喉部，胸骨上窝，背部第六、七颈椎及第一、二胸椎附近听见。响亮，音调高，吸：呼＝1：3。 ②支气管肺泡呼吸音：胸骨两侧一、二肋间，肩胛间区三、四胸椎水平可听见。在其他部位听见属于异常情况。声音强度中等，音调中等；吸：呼＝1：1。 ③肺泡呼吸音：在大部分肺野内均能听到。叹息样或吹风样，声音柔和，音调低沉，吸：呼＝3：1。
（2）啰音	注意肺部有无干、湿啰音。
（3）语音共振	听诊器体件放置位置同语音震颤的评估，上、中、下三个部位，从内到外。嘱被检者以一般声音强度重复发“yi”长音，作两侧对比，有无增强或减弱。正常情况下，听到的言词并非响亮清晰，音节含糊难辨。一般在肺底部较弱。
（4）胸膜摩擦音	嘱被检者深吸气，在前下侧胸壁听诊有无胸膜摩擦音。
三、坐位背部评估	
（一）触诊	
1. 胸廓扩张度	将两手平置于被检者背部约第十肋骨水平，拇指与中线平行，并将两侧皮肤向中线轻推，嘱被检者做深呼吸运动，观察比较两手的动度是否一致。
2. 触觉语颤	位置及手法同前胸。

（续上表）

步骤	方法和要点
（二）叩诊	
1. 肩胛间区的叩诊	板指与脊柱平行，左右对比，从上到下。
2. 肩胛下区的叩诊	板指与肋间隙平行，同样左右对比，从上到下。
（三）听诊	方法同前，左右对称听肺部呼吸音。

三、正常心血管系统评估

【目标】

（1）评估正常心尖搏动（位置、强弱、性质和范围）。

（2）掌握心脏相对浊音界的叩诊和测量。

（3）初步掌握心脏听诊方法和内容：

①心音的性质、强度、节律、频率；

②第一心音与第二心音的鉴别。

（4）熟悉外周大血管的评估。

【物品】

听诊器、直尺、标记笔、记录本

【步骤和方法】

步骤	方法和要点
备物、洗手、解释	物品准备齐全到病室，当着被检者的面洗手，向被检者解释评估的目的和要求，消除被检者的紧张情绪。
一、心脏评估	
1. 视诊	被检者取平卧位。 评估者下蹲，视线以切线方向观察被检者心前区是否隆起，观察心尖搏动的位置、强弱和范围、心前区有无异常搏动。
2. 触诊	评估者先以手掌或手掌尺侧置于心前区，感觉心尖搏动的位置以及心前区有无震颤。再食指和中指并拢，以指腹进一步触摸心尖搏动的位置、范围、节律、强度，是否弥散，有无抬举性搏动以及其他异常搏动。最后以手掌在胸骨左缘第四肋间触诊有无心包摩擦感。

（续上表）

步骤	方法和要点
3. 听诊 （1）顺序	逆时针方向听诊五个听诊区。 二尖瓣区（心尖区）→肺动脉瓣区（胸骨左缘第二肋间）→主动脉瓣听诊区（胸骨右缘第二肋间）→主动脉瓣第二听诊区（胸骨左缘第三、四肋间）→三尖瓣区（胸骨下端近剑突左侧处）。
（2）内容	心率、心律（齐与不齐）、心音（强度改变；心音分裂；第一心音；第二心音；第三心音；额外心音；杂音：如果听到杂音，应认真辨别其最响的部位、时期、性质、传导、强度及与体位、呼吸、运动的关系；心包摩擦音：胸骨左缘第三、四肋间听诊）。
二、外周大血管评估 1. 视诊和触诊	大血管的位置、管壁的弹性、脉搏、速率、节律、紧张度、强弱。 浅表动脉：颈动脉、颞动脉、肱动脉、桡动脉、股动脉、足背动脉。判断有无水冲脉、奇脉、短绌脉、毛细血管搏动征、股动脉射枪音、Duroziez（双重杂音）等。
2. 听诊	颈静脉、颈动脉有无血管杂音。

四、正常腹部评估

【目标】

（1）能正确指出腹部体表标志、体表划线和分区。

（2）能正确实施腹部触诊的基本手法（浅、深触诊法）。

（3）能正确实施肝、脾触诊。

【物品】

软尺、听诊器、笔

【步骤和方法】

步骤	方法和要点
备物、洗手、解释	物品准备齐全到病室，当着被检者的面洗手，向被检者解释评估的目的和要求，消除被检者的紧张情绪。

（续上表）

步骤	方法和要点
一、指出体表标志	肋弓、剑突、腹直肌外缘、胆囊点、季肋点、髂前上棘、麦氏点、肋脊角。
二、腹部分区法	
1. 四区法	通过脐做水平和垂直线，将腹部分为四个区，分别称为左上腹部、右上腹部和左下腹部、右下腹部。
2. 九区法	分别于左右肋弓下缘、左右髂前上棘做两条横线，再从左右两侧髂前上棘与前正中线之交点做两条横线的垂直线，将腹部分为九个区。
三、腹部评估方法	腹部评估顺序为视、听、叩、触。
1. 视诊	嘱被检者取仰卧位，充分暴露腹部。蹲下平视腹部外形是否平坦。再视腹部皮肤、呼吸运动、腹壁静脉、胃肠形及蠕动波、脐的状态等。通过脐围绕腹部一周，测量腹围。
2. 听诊	
（1）肠鸣音	用听诊器置于脐周或右下腹，听诊一分钟，以“次/分”记录，并判断肠鸣音有无增强、减弱或消失。
（2）振水音	被检者仰卧位，护士将听诊器放在左上腹部，手指稍弯曲在被检者上腹部做连续迅速的冲击动作，如胃内有液体存在，可听到振水音。
（3）腹部血管音	用听诊器在脐部和脐上两侧可听到腹部主动脉搏动音，并注意有无血管杂音。
3. 叩诊	
（1）肝浊音界	沿右锁骨中线自第二肋间向下逐一肋间叩诊，至叩诊音由清音变为相对浊音的肋间为肝上界。肝下界常以触诊为主。
（2）移动性浊音	先从脐部开始，向左侧叩诊，直达左中腹边缘，如叩诊变为浊音，叩诊板指位置固定（不离开皮肤），嘱被检者向右侧卧位，重新叩诊该处，听取音调有无变化。然后向右侧移动叩诊，直达浊音区或右中腹边缘，叩诊板指固定位置，嘱被检者向左侧翻身作左侧卧位，再次叩诊，听取音调之变化。这种浊音区随体位变动而变动的现象，称为移动性浊音。
（3）脏器叩诊	被检者侧卧位和平卧，护士用左手掌平放在被检者的肾区（即肋脊角）和肝区，右手握拳，用轻到中等度的力量向左手背进行叩击，了解有无叩击痛。

（续上表）

步骤	方法和要点
4. 触诊	总要求： ①被检者取仰卧位，两手放在躯干两侧，两腿弯曲，使腹壁肌肉松弛。 ②先训练被检者做均匀而较深的腹式呼吸，利用被检者的呼吸运动进行触诊。 ③评估者站于被检者右侧床边，面对被检者，右手平放于腹壁表面，手指并拢，用力要温暖、轻巧、均匀，并随时观察被检者的面部表情。 ④注意腹壁紧张度、有无压痛及反跳痛、腹部肿块、波动感。
（1）浅触诊法	用自然平放的手指掌心面不加压力、轻柔地进行腹壁的一般试探式触诊，以了解腹壁软硬度，有无抵抗及疼痛。
（2）深部触诊法 ①深插触诊法	用一个或两个垂直于腹壁的手指指尖，逐渐而均匀用力地深按极为局限的某一部位，用以确定腹腔的压痛点。
反跳痛	当评估者触诊腹部压痛后，用2～3个手指压在腹部压痛处稍停片刻，使压痛感觉趋于稳定，然后将手指迅速抬起，如果被检者感觉疼痛骤然加剧，并伴有痛苦表情或呻吟，称为反跳痛。
②双手触诊法	用左手把被评估的区域或器官保持在一定的位置，并将其略推向右手方向，同时右手随被检者的腹式呼吸运动进行触诊。此法常用于评估肝、脾、肾的健康状况和腹内有无肿物。
③滑行触诊法	在被检者呼气时利用腹壁的松弛，将稍弯曲且并拢的手指逐渐压向腹腔后壁的脏器或包块，并连同该处的腹壁皮肤一起，在被触及的脏器或包块上，做上下左右的滑动触摸，如为肠管或索条状包块则应做与长轴相垂直方向（即横轴方向）的滑动触诊。此法有利于腹腔深部和胃肠病变的评估。
④冲击触诊法	以三四个并拢的手指，取几乎垂直的角度，置于腹壁上相应的部位，做数次急速而有力的冲击动作，在冲击时指端即会感觉出脏器在腹腔内的浮沉。此法只用于有大量腹水时对肝脾的大致了解，不宜用力过猛以免引起被检者不适。
（3）腹部脏器触诊 ①肝脏触诊	被检者取仰卧位，两膝关节弯曲，使腹壁放松。用双手触诊法，评估者用左手拇指于季肋部，其余四指置于背部。

（续上表）

步骤	方法和要点
	右手三指并拢，掌指关节伸直，与肋缘大致平行地放在右髂窝，沿右锁骨中线，被检者呼气时手指压向腹深部，吸气时手指向前迎触下移的肝缘，逐渐向肋缘滑行移动。在前正中线触诊肝脏，一般从脐部开始，自下向上滑行移动，与呼吸运动配合。剑突下肝脏的测量是以两侧肋弓缘在前正中线相交处（腹上角顶端）为起点。正常人剑突下肝脏大小应不超过其剑突基底部（胸骨下端与剑突联结处）至脐连线的上 1/3。
②胆囊触诊（胆囊触痛）	左手掌放在被检者的右肋缘部，将拇指放在胆囊点（腹直肌外缘与肋弓交界处），先以拇指用中度压力压迫腹壁，然后嘱被检者深吸气，若被检者因胆囊触及拇指而疼痛称为胆囊触痛，此时如突然屏气，称莫非（Murphy）征阳性。若胆囊肿大，应描述其大小、形状、质地、压痛与呼吸关系等特征。
③脾脏触诊	脾脏双手触诊法，左手掌置于被检者左腰部第 7～10 肋处，右手掌平放于腹壁。一般从脐部开始，随呼吸运动深部滑行向左肋弓方向触诊脾脏。必要时取右侧卧位，右下肢伸直，左下肢屈曲，再做触诊。若脾脏肿大明显，可用浅触诊法。触及脾脏时，要了解其大小、表面形状、边缘、硬度、压痛等特征。巨脾应测第Ⅱ、Ⅲ线，并做图示。
（4）膀胱触诊	膀胱触诊一般采用单手滑行法，以左手自脐开始向耻骨方向触摸。但膀胱无充盈胀大时不能触及。

五、脊柱、四肢和神经系统评估

【目标】

（1）掌握脊柱、四肢的评估内容和方法。

（2）熟练掌握常用神经反射的评估方法。

【物品】

叩诊锤、棉签

【步骤和方法】

步骤	方法和要点
备物、洗手、解释	物品准备齐全到病室，当着被检者的面洗手，向被检者解释评估的目的和要求，消除被检者的紧张情绪。
一、脊柱的评估 1. 正常弯曲度 2. 脊椎畸形 3. 压痛 4. 叩击痛 （1）间接叩击法 （2）直接叩诊法	 被检者取坐位或立位。 从侧面观察，正常人脊柱有四个生理弯曲（颈椎前凸、胸椎后凸、腰椎前凸、骶椎后凸）。 从后面观察脊柱是否驼背，是否左、右侧弯。 评估者用手指沿脊椎的棘突尖以适当的压力从上往下划压，划压后皮肤出现一条红色充血线，以此线为标准，观察脊柱有无侧弯。 被检者取坐位，身体稍向前倾。评估者用右手拇指自上而下逐个按压脊柱棘突直至骶部，询问有无压痛。正常每个棘突均无压痛。 嘱被检者坐正，将左手掌置于被检者头顶部，右手半握拳叩击左手背，观察被检者有无疼痛。 用叩诊锤直接叩击胸椎和腰椎棘突，询问有无叩击痛。如有压痛和叩痛，则记录病变椎体位置。
二、四肢评估	常用视诊与触诊。 评估四肢及关节的形态、肢体位置、活动度或运动等情况。 ①腕、掌、肘关节：手腕翻转、肘部屈伸。 ②肩关节：手指绕过头顶摸对侧耳朵。 ③髋部关节和膝关节运动：伸臂下蹲、前后踢腿、下肢伸直外展、内旋等。
三、神经系统评估 （一）肌力评估 上肢肌力的评估 （二）生理反射 1. 浅反射 （1）角膜反射	 请被检者活动上肢，右手置被检者左上臂内侧，嘱被检者做屈肘动作；右手置被检者前臂外侧，嘱其做伸肘运动，观察。同样的方法测试右前臂肌力，并与左侧比较。 请被检者双手紧握评估者食指和中指，评估者用力回抽，比较双侧握力。 嘱被检者向内上方注视，用灭菌棉签的棉花纤维由角膜外缘轻触被检者的角膜，正常时可见眼睑迅速闭合，称为直接角膜反射。

（续上表）

步骤	方法和要点
	如对侧也出现眼睑闭合反应，称为间接角膜反射。
（2）腹壁反射	被检者平卧，两下肢稍曲以使腹肌松弛，以脐为中心，用较尖锐器具（如钝头竹签）轻轻划过腹壁皮肤（从外到内），分别于上、中、下三部位进行左、右对称评估，正常时可看到腹壁肌收缩，分别以“存在”、“减弱”、“消失”记录之。
（3）跖反射	被检者仰卧，髋及膝关节伸直，评估者一手持被检者踝部，使被检者足底与小腿约呈直角，另一手用钝头竹签自后向前划足底外侧至小趾掌关节处转向拇趾侧。正常可见足趾向跖面屈曲（巴彬斯基阴性）。以“正常、”“亢进”、“减弱”、“消失”记录之。
2. 深反射	保持被检者的肢体放松、叩打力量均匀、左右一致最重要。
（1）肱二头肌反射	评估者扶托被检者上肢，使其肘部稍弯曲、前臂稍内旋，评估者左拇指置于被检者的肱二头肌腱上，用叩诊锤叩打该拇指。正常反应为肱二头肌收缩，表现为前臂呈快速的屈曲动作。
（2）肱三头肌反射	使被检者上肢于肘部屈曲，前臂内旋，评估者托住前臂及肘关节，用叩诊锤叩打尺骨鹰嘴的上方 1.5～2 厘米处（肱三头肌附着部）。正常反应为肱三头肌收缩，前臂稍伸展。
（3）桡反射	评估者左手轻托被检者的腕部，嘱其肘关节屈曲，腕关节自然下垂，评估者以叩诊锤叩击桡骨茎突。正常反应为前臂屈曲和旋后运动。
（4）膝腱反射	被检者取坐位时，小腿自然下垂，或取卧位，评估者立于被检者侧面（以防被踢及），用左手在被检者腘窝部托起双下肢，使髋、膝关节稍屈曲，叩击髌骨下方股四头肌肌腱。正常反应为股四头肌收缩，小腿有伸展运动。
（5）跟腱反射	被检者仰卧位，髋及膝关节稍屈曲，下肢取外展及外旋位，评估者用左手托被检者足掌，使足呈过伸位（脚趾背曲），用叩诊锤叩击跟腱。正常反射为腓肠肌收缩，足向跖屈曲。
（三）病理反射	
1. 巴彬斯基征（Babinski）	用竹签由足跟开始沿足底外侧向前轻划，至小趾根部再转向趾侧。如拇趾背伸，其余四趾呈扇形展开，则为巴彬斯基征阳性。

（续上表）

步骤	方法和要点
2. 奥本海姆征（Oppenheim）	评估者用拇指及食指沿被检者的胫骨前侧用力由上向下推动，有巴彬斯基征样反应者为阳性。
3. 戈登征（Gordon）	用拇指和其他四指分置于腓肠肌部位，然后以适度的力量捏压，有巴彬斯基征样反应者为阳性。
4. 查多克征（Chaddock）	用竹签在外踝下方由后向前划至趾跖关节处（足背外侧）为止，有巴彬斯基征样反应者为阳性。 上述四种方法虽手法不同，但阳性表现和意义相同。
5. 霍夫曼征（Hoffmann）	评估者用左手握住被检者前臂近腕关节处，右手食指和中指夹住被检者的中指，并稍向上提，再用拇指的指甲急速弹刮被检者中指的指甲。如被检者拇指屈曲内收，其余四指末节有屈曲动作时，为阳性反应。
6. 阵挛	是腱反射极度亢进的表现。
踝阵挛	被检者仰卧，髋膝关节稍屈曲，评估者一手握住被检者小腿，另一手握住被检者足掌前端，用力使踝关节背曲（过伸），若足呈节律性震颤，称为踝阵挛阳性。
（四）脑膜刺激征	
1. 颈强直	去枕，嘱被检者下肢自然伸直，颈部放松，评估者左手托住被检者枕部，右手放其胸前做被动屈颈动作，测试有无颈项强直。
2. 布鲁金斯基征（Brudzinski）	被检者仰卧，两下肢自然伸直，评估者一手托被检者枕部，然后使头部前屈。若双膝关节与髓关节有反射性屈曲者为阳性。
3. 克尼格征（Kerning）	被检者仰卧，先将一侧髋关节和膝关节屈成直角，然后用手抬高小腿，在135°以内出现抵抗或沿坐骨神经发生疼痛者为阳性。有时还可引起对侧下肢屈曲。

六、全身体格评估

【目标】

（1）进一步熟练身体各部分的评估技能。

（2）准确、系统地对被检者实施全身体格评估。

（3）树立关心和尊重病患的爱伤观念。

【物品】

血压计、体温计、压舌板、听诊器、棉签、直尺、叩诊锤、笔、电筒、软尺

【步骤与方法】

步骤	方法与要点
备物、洗手、解释	物品准备齐全到病室，当着被检者的面洗手，向被检者解释评估的目的和要求，消除其紧张情绪。
一、仰卧位 生命体征 → 发育、营养、意识状态 → 头部（头颅、眼、耳、鼻、口）→ 颈部（甲状腺、气管、颈动静脉）→ 皮肤浅表淋巴结→ 胸廓 → 肺 、心（视、触、叩、听）	体温、脉搏、呼吸、血压→皮肤弹性→头发、头皮、测头围眉毛及眼睑、结膜及巩膜、瞳孔的大小及形状、对光反射、集合反射、耳廓、外耳道、乳突、初测听力、鼻外形、鼻前庭、鼻通气、鼻窦压痛、唇、口腔粘膜、牙齿、牙龈、舌、咽部及扁桃体→甲状腺（视诊、触诊、听诊）、气管位置、颈部血管、强直与运动→头颈部、腋窝、滑车上淋巴结评估→胸部视诊（一般情况、胸壁静脉、呼吸运动、胸廓外形、乳房）、触诊（胸壁、胸骨压痛、乳房、胸廓扩张度、触觉语颤、胸膜摩擦感）、肺部叩诊、听诊（三种呼吸音、啰音、语音共振、胸膜摩擦音）→心脏视诊（心前区是否隆起，心尖搏动的位置、强弱和范围，心前区有无异常搏动）、触诊（心尖搏动、震颤、心前区有无异常搏动）、叩诊（心脏左界和右界）、听诊（心率、心律、心音、杂音、心包摩擦音）。
二、坐位 背部肺视、触、叩、听→腰背部皮肤、外形 →脊肋角压痛→脊柱位置、弯曲、压痛、叩击痛。	背部视诊、肺触诊（胸廓扩张度）、叩诊（背部和肺下界移动度）听诊呼吸音→腰背部皮肤、外形→ 脊肋角压痛→脊柱位置、弯曲、压痛、叩击痛。
三、仰卧位 腹（视、听、叩、触）→腹壁反射→腹股沟淋巴结→股动脉听诊→四肢活动度。	腹部视诊（腹部外形是否平坦、腹部皮肤、呼吸运动、腹壁静脉、胃肠形及蠕动、脐的状态、测量腹围）、听诊（肠鸣音、振水音、腹部血管音）、叩诊（胃泡鼓音区、移动性浊音）、触诊（ 腹壁紧张度、压痛、反跳痛、肝脏、胆囊、脾脏、腹部包块）→腹壁反射→腹股沟淋巴结 →股动脉听诊→四肢活动度。

（续上表）

步骤	方法与要点
四、仰卧位 上肢水冲脉、毛细血管搏动→杵状指（趾）活动度、肌力和肌张力→生理、病理反射→下肢活动度、生理、病理反射→脑膜刺激征	盖好被子，上肢水冲脉、毛细血管搏动→杵状指（趾）、活动度、肌力和肌张力→生理反射（角膜、跖反射、肱二头肌反射、肱三头肌反射、桡反射）、病理反射（霍夫曼征）→下肢活动度、生理（膝腱反射、跟腱反射）、病理反射（巴彬斯基征、奥本海姆征、戈登征、查多克征、踝阵挛）→脑膜刺激征：布鲁金斯基征、克尼格征。
五、总结和感谢	体检完毕，给被检者盖好被子，收拾器具，告知基本健康情况，感谢被检者的合作。

第三节　护理健康评估案例及评分标准

一、身体评估案例

患者李女士，38岁。在浴室洗头时突然晕倒，在女儿的陪同下到家里附近的诊所寻求帮助。患者晕倒的具体经过是：一天早晨，李女士起床后到浴室洗头，不久后，其女儿突然听到浴室里面有“哗啦啦”东西落地的声音，于是冲进浴室，结果发现母亲正倒在地板上，其意识清楚，但面色苍白、满脸惊恐，扶起后感觉有些眩晕。请收集李女士的健康史并对其进行身体评估。

1. 采集健康史

包括一般资料和十一项功能性健康形态内容，获取其现病史、既往史、个人史、家族史和心理社会史，以及有无相关系统疾病的内容。

2. 身体评估

按照从头到脚的顺序，采取视、触、叩和听的方法。

一般状态：生命体征、面容表情、意识状态、步态

头面部：头发和头皮、眼部、耳、口、鼻

颈部：颈部血管、活动度

胸壁、胸廓、肺和乳房：胸壁静脉、胸廓类型、乳房、肺部

心脏和外周血管评估：心脏视诊、触诊、听诊，外周血管视诊、触诊

腹部评估：腹表、腹部脏器

脊柱四肢：脊柱弯曲度、疼痛和四肢活动度

神经系统评估：意识、生理反射和病理反射、脑膜刺激征

3. 资料整理和判断

表 7－1　功能性健康形态主客观资料表

类型	主观资料	客观资料	问题
Ⅰ. 健康感知—健康管理形态			
Ⅱ. 营养—代谢形态			
Ⅲ. 排泄形态			
Ⅳ. 活动—运动形态			
Ⅴ. 睡眠—休息形态			
Ⅵ. 认知—感知形态			
Ⅶ. 自我感知—自我概念形态			
Ⅷ. 角色—关系形态			
Ⅸ. 性—生殖形态			
Ⅹ. 应对—应激耐受形态			
Ⅺ. 价值—信念形态			

二、心力衰竭案例

患者，男，45 岁。因胸闷、憋气伴心悸有 5 个月，病情加重 10 天后入院。患者于 5 个月前，因感冒后出现胸闷、憋气，伴心悸，并逐渐加重。曾 3 次以“风湿性心脏病，二尖瓣狭窄并关闭不全，主动脉瓣狭窄并关闭不全，心力衰竭”的原因住院治疗，均好转出院。于 10 天前上述症状再次加重，喘憋明显，伴四肢循环不良，皮肤湿冷，尿少，血压偏低入院。患者无烟酒嗜好，平素活动较少。入院后食欲不振，每日睡眠时间 5～6 小时，大便 2～3 天一次，不干燥，每日尿量 500～800mL，因病情反复发作，病人有焦虑情绪。

身体评估内容

一般状态：T 36.7℃，P 78 次/分，R 23 次/分，BP 90/60mmHg。中年男性，神志清，喘憋貌，慢性病容，半坐卧位。

专科评估：视诊心前区无隆起，心尖搏动弥散，未见心前区其他部位搏动。心尖部触及震颤，肝肋下 5 厘米，剑突下 7 厘米。叩诊心界向左下扩大。听诊双肺散在湿啰音，心率 96 次/分，心律绝对不规则，心尖区可闻及 4/6 级收缩期杂音和舒张期杂音。双下肢中度水肿，四肢湿冷。周围血管征阳性。

实验室和辅助检查：血钾，3.94mmol/L；血钠，135mmol/L；血氯，88mmol/L；WBC 15.3×10^9/L，N 64%。ECG 示：房颤，频发室早。

身体评估评分标准

项目	分数	内容	分值	得分
态度指标	15	着装整齐	5	
		礼貌称呼、解释清楚，患者配合	5	
		关心、体贴病人	5	
操作指标	50	视诊心前区是否隆起、心尖搏动	5	
		触诊心尖搏动、心前区异常搏动（包括剑突下搏动）和震颤	10	
		叩诊的手法、心界叩诊的顺序、结果	15	
		心脏听诊顺序、听诊内容、结果	20	
整体指标	35	洗手、物品准备齐全	5	
		操作熟练、动作规范	5	
		护患沟通体现全过程	5	
		相关器官或系统查体	10	
		回答问题正确	10	
合计	100			

三、脑梗死案例

患者，男，65 岁，头痛伴左侧肢体活动不便 5 小时入院。患者于入院当日凌晨5时左右突发头痛、左侧肢体不能活动，伴喷射性呕吐1次，为胃内容物。意识清，二便正常。在家中未进行特殊处理，急来我院就诊，门诊以急性脑血管病收入我神经科病房。患者有烟酒嗜好，喜欢吃咸食，否认有遗传性家族疾病史。由于发病突然，担心疾病预后，有恐惧心理。

身体评估内容：

一般状态：T 37℃，P 76 次/分，R 19 次/分，BP 165/95mmHg。老年男性，神清语利，痛苦貌。

专科评估：瞳孔等大等圆，对光反应正常，双眼向右凝视，左侧鼻唇沟浅，伸舌偏左，颈抵抗，左侧肢体肌力零级，肌张力低。腱反射（+++），双侧巴氏症（+）。腹软，心肺正常。

实验室和辅助检查：WBC 9.01×10^9，N 68.2%。血脂分析：CHO 6.1mmol/L，TG 2.3mmol/L，HDL 1.6mmol/L。心电图大致正常。CT示：左侧颞叶、顶叶、基底节梗死。

身体评估评分标准

项目	分数	内容	分值	得分
态度指标	15	着装整齐	5	
		礼貌称呼、解释清楚，患者配合	5	
		关心、体贴病人	5	
操作指标	50	观察眼、耳、鼻、口腔	15	
		上下肢肌力判断	5	
		浅反射、深反射	10	
		病理反射	10	
		脑膜刺激征	10	
整体指标	35	洗手、物品准备齐全	5	
		操作熟练、动作规范	5	
		护患沟通体现全过程	5	
		相关器官或系统查体	10	
		回答问题正确	10	
合计	100			

四、急性腹膜炎病例

男性，25 岁，打工农民，因突发剧烈腹痛 9 小时急诊入院。患者入院 9 小时前（上午 10 时）无明显诱因，突然上腹剑突下疼痛，较剧烈，刀割样，很快扩散至全腹。偶伴呕吐，为胃内容物。无腹泻，无发热。反复胃部不适 5 年余，伴返酸，上腹烧灼感，未行规则治疗。无肝炎、结核、心脑病史。无腹部手术史。患者对本次突发疾病心理准备不足，负担较重，缺乏相关的知识。患者亲属均在外地，手术后缺乏照顾者。

身体评估内容

一般状态：T 37.7℃，P 98 次/分，R 23 次/分，BP 130/80mmHg。发育正常，营养良好，自动体位，神志清楚，对答切题，检查合作，步入病房。皮肤色泽正常，弹性良好，无黄染，未见皮疹及出血点，无肝掌和蜘蛛痣，无肿大淋巴结。

专科评估：视诊腹稍隆起，未见腹壁静脉曲张及蠕动波。听诊肠鸣音活跃，7 次/分，未闻及血管杂音。触诊全腹肌紧张、压痛、反跳痛、以脐周及上腹为著，肝脾触诊不满意，无液波震颤，未触及包块。叩诊全腹叩诊鼓音，肝浊音界缩小，移动性浊音。肝脾区均无叩击痛。双肾区无叩痛。心肺正常。

辅助检查：WBC $16.7\times10^9/L$，中性粒细胞 92.2%。

身体评估评分标准

项目	分数	内容	分值	得分
态度指标	15	着装整齐	5	
		礼貌称呼、解释清楚，患者配合	5	
		关心、体贴病人	5	
操作指标	50	视诊方法正确，内容完整	5	
		听诊部位全、顺序正确、分辨正常和异常肠鸣音、听血管杂音	15	
		触诊体位、触诊方法和内容适当、脏器触诊	20	

(续上表)

项目	分数	内容	分值	得分
		叩诊的手法、内容和结果	10	
整体指标	35	洗手、物品准备齐全	5	
		操作熟练、动作规范	5	
		护患沟通体现全过程	5	
		相关器官或系统查体	10	
		回答问题正确	10	
合计	100			

(张立力)

第八章　临床护理教学媒体制作与应用技能

第一节　教学媒体概述

媒体是教学信息的媒介，是教学过程的四要素之一。当教学目标、教学内容和教学方法明确之后，选择采用合适的教学资源来完成教学任务，是教学设计中重要的组成部分。教学媒体是指教师为达到教学目的，用以传授知识和培养学生能力的一切材料、工具、器材和设备。随着现代化的教学媒体逐渐增多，护理教师应了解各种教学媒体的不同功能，根据学生的认识规律，充分发挥多种教学媒体的作用，调动学生多个感官进行学习，以达到最佳的教学效果。

一、教学媒体的分类

从教学媒体发展的过程看，一般把它简单地分为传统教学媒体和现代化教学媒体。

（一）传统教学媒体

传统教学媒体一直以来被教师广泛采用，是教学活动赖以存在的基本教学媒体。早在战国时期，荀子就发表了“善假于物”的见解，阐述教学媒体对教学效果的影响，他说：“吾尝跂而望矣，不如登高之博见也。登高而招，臂非加长也，而见者远；顺风而呼，声非加疾也，而闻者彰。假舆马者，非利足也，而致千里；假舟楫者，非能水也，而绝江河。君子生非异也，善假于物也。”当然，荀子这里讲的“善假于物”，含义广泛，不止是我们所讲的教学媒体，而是包括整个学习乃至认识和利用事物的规律。文字和书籍的出现、造纸和印刷术的发明改进了教学媒体，使得教学活动能够摆脱个人直接经验的局限，学习以书本知识、理论知识为主的间接经验。宋朝的王唯一于1026年撰《铜人腧穴针灸图经》，并铸成铜人模型，刻示经胳腧穴位置，又绘制了十二经图，刊行后刻石流传。

西方有人把夸美纽斯编写的《世界图解》看作视听教学媒体的开端。《世界图解》是夸美纽斯为贯彻他的直观原则而编写的，载有插图150幅，出版于1598年。裴斯泰洛齐的“算术箱”和福禄培尔的“恩物”都是专门的教具。粉笔、黑板、教鞭、模型、标本等，大多是在班级授课制条件下逐渐出现和发展起来的。这些传统教学媒体有助于教学活动的组织，大大提高了教学效率。

（二）现代化教学媒体

现代化教学媒体有别于传统教学媒体，它还可细分为电化教学媒体、多媒体教学媒体和现代教育技术手段。随着工业革命的发展，各种以现代科学技术为基础的教学媒体逐渐发展起来。先后出现了用于教学的幻灯机、投影仪、录音机、录像机、电视机、VCD机、闭路电视和语音教室等。因其利用声、光、电等现代化科学技术辅助教学，又称为“电化教学”。电化教学的出现，被认为是教学活动的革命。运用各种电化教学媒体，使得许多过去在教学活动中无法办到的事情都变成了现实。借助各种电化教学媒体，延伸了人体的功能，如录音、扩音延伸了听觉的功能，电影、电视延伸人体视听功能，计算机延伸了人脑逻辑思维判断等，从而能够更广更深地认识宏观、微观和动、静、快、慢的各种事物和现象。现代教学媒体具有显示功能、检索功能、选择功能、复制功能、记录存储与控制功能、反馈功能，等等，使教学活动更为多样、灵活、优质。

20世纪六七十年代，随着计算机技术在教学中得到推广及应用，出现了“计算机辅助教学”和“计算机管理教学”等应用方式，与电化教学媒体相结合，发展成为多媒体教学媒体。尤其是20世纪90年代中后期以来，随着个人电脑的普及、网络技术和多媒体技术的发展，网络教学等建立在信息技术平台上的现代教育技术手段得到迅速发展，取得了较为显著的成果，引起了广泛关注。

二、教学媒体的选用原则

不同的教学媒体具有不同的特性和功能，孰优孰劣不能一概而论，每种教学媒体各有所长，也没有一种教学媒体是万能的。所以在教学活动中，应了解教学媒体各自的特点，综合应用，取长补短，形成和建立科学合理的教学媒体功能观，发挥教学媒体的最大功能。在应用过程中一般要遵循以下五个原则。

（一）目的性原则

教学媒体的选择应为实现教学目标与教学任务服务。不同的教学目标与教学任务需要不同的教学媒体去完成。即使对于同一学科的教学，由于教学目标不同，需要采取的教学媒体也不同。在教学的不同阶段，如引起注意、提出要求、回忆学过的知识、呈现新的材料、指导学习、收集学生的反应、对学生反应给出反馈、评价学生成绩、帮助学生记忆等，均需要不同的教学媒体相配合。进行多种教学媒体的合理应用，要满足教学内容、教学目标的需要，为实现教学的整体目标服务，不能为了形式的多样化而滥用和乱用。

（二）动态性原则

不同教学媒体的运用，会直接推动和影响教学活动的进行，导致不同的教学效果。特别是现代教学媒体的运用，使教学更加生动，更能激发学生的积极性，知识难点更易突破，重点更加强化。但是，教学媒体的使用要因物、因人、因势而适时、适度地进行动态调整，以达到最佳的教学效果。因人，即依据学生的实际情况和教师本身的素养；因物，即依据教学媒体的适用范围和使用条件；因势，即依据教学条件和教学效率的要求；适时，即在教学媒体最能奏效时运用；适度，即教学过程中不是教学媒体运用得越多越好，如果频繁地、不断交替地变换使用各种教学媒体，一方面可能喧宾夺主，另一方面也会造成学生的视觉疲劳，最终导致教学媒体不仅没有起到辅助教学的作用，反而成了干扰学生学习的一种刺激。

（三）整合性原则

教学活动从形式上说是丰富多变的，虽然单一的教学媒体可以独立用于解决细节问题，但不能解决教学过程的全部问题或整体问题。要想完整地解决教学过程的所有问题，教师既要考虑各种手段在教学中所能发挥的作用，又要考虑作为一个整体需要各种手段发挥何种作用，只有交叉整合地运用，才能达到最佳的教学效果，达到促进学生发展、为学生的学习与发展服务的实效。

（四）功效性原则

教学媒体用之于教师，受之于学生，是教师帮助学生学习的基本方式和措施，关注的是对学生学习的实际帮助效果，在课堂教学中，不管运用何种教学媒体，都应体现出如何使学生更佳、更易、更快学好的目标追求。在满足最佳教学效果的前提下，要注意成本效率，如教师的语言、体态、表演能达到预期教学效果的，尽量不用其他高成本的辅助教学媒体。

（五）趣味性原则

在选择和使用教学媒体时，应坚持趣味性原则，注意调动学生学习的兴趣，激发与促进学生主动探索的心理需求，培养学生乐于思考、勤于动手、善于动脑、主动探索的意识和能力。

总之，选择教学媒体的基本思路是：使用系统方法，对教学目标、学习内容、学生的需要和水平、教学条件、教学媒体的特性与功能、经济性与适用性等各方面进行整体协调，选择最恰当、最优化的教学媒体。

三、选择教学媒体应注意的问题

（1）教师的语言、体态、表演能达到预期教学效果的，尽量不用媒体。

（2）媒体价格尽可能低，要注意成本效率。

（3）运用现代媒体，应避免“黑板搬家”。

（4）尽可能地综合运用媒体，特别是要注意传统媒体和教学方法的配合。

第二节 教学媒体在临床护理教学中的应用

传统的教学媒体一直以来为教师广泛采用，而现代教学媒体则将教学手段、教学内容、教学形式、教学方法融为一体，使教学活动更为多样、灵活、优质。这两类教学媒体具有良好的互补性。我们将围绕常用的教学媒体，阐述各种教学媒体在临床护理教学中的应用特点和注意事项。

一、黑板与白板的应用

黑板与白板是最为常见的传统教学媒体，借助黑板与白板，教师可实施读、写、展示、演示、要求等教学行为。在授课过程中，可以用于支持语言交流活动的呈现工具，它非常适合用于护理教学内容的描述，同时也可用作护理教学中图像、图表、框架结构的载体。

（一）优点与缺点

黑板经济、简单、实用，教师书写方便，用于教学中的文字、图表、图画的制作，而且可使学生跟随教师的板书、板图的制作进行思维的连贯。

目前，除了使用黑板外，已生产出许多不同类型的呈现板，如白板和彩色书写板，这主要是便于更好地增加信息的呈现效果。白板具有多种用途，在新型大教室已取代了黑板，其表面为光滑的白色塑料平面，书写时使用特制笔，字迹可用湿布擦掉，其背面为金属层，因而可用作磁性板，因此有时被称为“视觉辅助板”。其表面无反光且不刺眼，可用作屏幕放映电影、幻灯片和投影。如将图像或文字画写在薄的塑料膜上，稍经摩擦就可贴在其表面。

作为呈现工具，黑板最大的缺点就是需要使用者花费大量的时间和精力去书写。这就要求护理教师最好在教学前设计出在黑板上写什么和写在什么位置。对于护理教师来说，在教学过程中与护生进行目光交流是非常重要的，而在书写黑板时，护理教师不得不背对护生，与护生失去目光交流，结果导致教师既失去对护生应有的控制，又无法看到护生对板书内容的反应，从而在一定程度上会影响教学效果。

（二）使用注意事项

如果要有效地发挥黑板的作用，还应注意使用时的技巧。

（1）教师使用黑板时应注意相同层次内容的板书排列整齐。如课堂教学内容题目、大标题应写在黑板的左侧，并保留至课堂教学结束时进行小结。常用的术语、名词、图画或需要解释的内容写在黑板的右侧，可随时擦除更换。

（2）板书字体要工整、结构匀称、大小适宜，以最后一排的学生能看清楚为标准。板书的行间疏密、字画搭配平衡，板面清洁、美观与整齐。例如，一块 10 米长的黑板，板书每字跨度以不小于 5 厘米、行间距不小于 2 厘米为宜。

（3）要从教室的各个角度检查黑板的可视性，观察是否存在反光点，如有反光，可用窗帘遮掩以调节光线。要保证从每个角落都能看清楚黑板上的字或图。

（4）作图可以先准备好模板，使图规范。彩笔可用来强调重点，但不可使用过繁。

（5）讲课时适宜讲授与板书交错进行，护理教师站在黑板的一侧，与黑板大约成45 度角，这样既可以指点黑板，又可以保持与护生必要的目光交流。

二、实物和模型的应用

实物与模型是护理教学中常用的教具，也是常使用的传统教学媒体之一，借助实物与模型，教师可实施展示、演示等教学手段，将有关教学内容直观地呈现在课堂上。常用的实物有人体骨、器官的标本等。而常用的模型如心脏模型、气管插管模型、心肺复苏训练模型、注射模型等，又可弥补实物教学的不足，教师可进行局部分解教学，利于学生理解和掌握，另外学生可在仿真的模型上反复练习，达到教学目标的要求。

（一）优点与缺点

1. 实物

实物的优点是它能最直观地呈现出事物本身的特性，帮助学习者弄清和加深印象，是护理教学中的理想呈现媒体。例如在气管插管的操作教学中，利用狗麻醉后进行气管插管，通过护理教师的示范和护生的亲手体验操作，能给护生留下真实、永久而深刻的印象，起到其他媒体无法替代的作用。

实物媒体的缺点是获得实物有时需要花费很大的代价，而且实物有时并不能提供对事物本质的认识。

2. 模型

模型的优点是可以弥补实物的不足，呈现和反映无法以实物来反映的教学内容，而且经济耐用，易于获取。通过模型来学习新技术，护生不必在生物体身上实验或冒损坏昂贵设备的风险，这样能更积极主动地学习知识与技能。例如，在示教鼻饲、导尿、为婴儿洗澡等护理操作时，用人体模型来演示护理操作过程，既保持了护理操作的整体性和逼真性，可以反复进行演示和练习，或分解演示和练习，又避免了操作演示给人体带来痛苦和麻烦，更重要的是，不可能将真实的婴儿用来课堂教学，这不同于临床教学。对于反应较迟钝的护生，在他们对人体进行注射或其他操作之前，护理教师应首先让他们在无生命的物体上进行操作。教护生如何抽吸和注射胰岛素，最好能够将实物与复制品相结合。护生首先用注射器抽吸无菌胰岛素，然后在桔子等模型上进行注射，逐渐从人体模型过渡到病人身上进行注射。

模型媒体的缺点是有些模型不适合抽象思维者或近视的护生，除非每位护生都有机会通过其他感官来真实感受。另外，有些教学模型易碎或太昂贵，如用于心肺复苏的模型；有些体积太大不易存储和运输；有些模型则太小，一次只能供几位护生使用。

（二）使用注意事项

（1）护理教师可以根据教学需要用模型突出实物的某些性质，使护生对实物的内在本质认识更加深刻。

（2）不要过早将实物或模型拿出，以免分散学生的注意力。

（3）大课教学中不宜使用过小的实物和模型，学生可能看不清楚。

（4）在使用和非使用过程中都要注意对模型的保护，因某些模型价格较贵，在示教及学生练习过程中要注意不要损坏。

三、投影机的应用

投影机是护理教学中常用的教学媒体之一，借助投影机，教师可实施读、写、展示、演示等教学手段。投影机是一种镜头在上方的专用光学放大器，在1.5～4米的距离可以放映出边长为1～4米的画面。根据所投影的画面是否透明又可分为书写投影机和实物投影机。

（一）书写投影机

书写投影机用于投影大型透明片，可投影事先绘制好的图画和文字资料，也可以在投影机上现场书写或绘图投影到屏幕上。

投影膜片是一种透明软片，可用油溶性（不易擦掉）或水溶性彩笔在膜片上画画或书写。如果按照一定的设计事先绘制好单张的投影片，然后一片片重叠起来使用可以达到类似动画片的效果。

1. 优点与缺点

（1）投影机的高亮度灯泡和高效的光学系统产生的光很强，教室内不用遮光即可使用。

（2）教师对照投影片讲解时能面向学生，易于观察学生的反馈，便于组织课堂教学。

（3）教师在操作同时可用彩色笔指出重点，或临时在图上添加细节内容，可以根据教学需要将部分信息遮盖起来，一步步地揭示，也可将多层胶片叠加、旋转演示动态发展的过程。

（4）投影片制作方法简单，取材方便，教师可以自制投影片。

（5）教师可根据教学内容事先在投影片上写字、制表、绘制彩图，也可把打印的材料或教科书上的图谱等复印在透明胶片上。

（6）投影机操作简单，经济实用，节省时间。

其局限性在于不能自动连续地展示图像，缺乏动感，也无配音；不能投影不透明的插图，要投影必须先制成透明片。

2. 使用注意事项

（1）投影片上的字数不宜过多，字体不宜过小，字体颜色不宜过浅，以免影响学生的视觉效果；制作投影片时，应按照板书要求，每张投影片上字数不要太多，可手写或打印。字体要有足够大小，并保持适当的行间距。标题可用不同色彩书写，以达到较好的视觉效果。

（2）讲授速度不宜过快，后面讲授的内容可用白纸遮住，可随讲授的进度逐渐展示胶片上的内容，避免分散学生的注意力。

（3）应用投影可与其他媒体结合起来，提高学生的学习兴趣，避免把整个授课内容全写在投影片上，这样才不易让学生感到疲劳。

（4）每次更换投影片时，尤其每次使用完毕后，应关掉投影机，将学生的注意力引到教师身上来。

（5）引导学生注意时要讲究方法，可以用铅笔作为指示物来指示位置，指示时铅笔应放平，否则会散焦，而且手的移动会在屏幕上显示出一个很大的影子。可用纸把不用的部分遮盖起来或用卡片制作一个窗口来显示所指部分。

（二）实物投影机

实物投影机用于投影不透明的印刷品和小型实物。实物投影与透射式投影的区别在于其信息载体为不透明的材料，可以投影二维材料和三维材料（即实物），因此极受欢迎。它是用强光源照亮实物或图片，由实物的反射光通过放映镜头在银幕上成像。因此实物投影机是让光从被投影的材料上反射，而不像一般投影和幻灯那样透射。

实物投影机的优点是可以当场投影课堂教学所用的材料，如护理表格、插图等；可以对三维物体如手术器械、穿刺针、标本等进行放大，作为特写镜头演示讲解；可以集体演示并讨论护生的作业，如护理计划、病例分析等；不需要制作投影片，经济省时。

实物投影机的局限性是由于反射出的图像亮度较弱，室内必须遮光严密图像才清晰；其设备笨重、体积大，难以搬动，因而只能在低架上操作；大功率的灯泡产生大量的热量，不仅使房间温度升高，而且可能使仪器太热而无法接触。如果投影材料在投影器上放得太久，甚至会被烧毁，金属材料则会烫得无法拿取；安全性差，其镝灯灯泡功率为1000W，镝灯在启动瞬间脉冲变压器高压输出达万伏，且其灯管有强紫外线辐射，不注意时会损伤眼睛；价格昂贵。

四、幻灯机的应用

幻灯机是现代教学中常使用的教学媒体之一，分为普通幻灯机和电子幻灯。借助幻灯机，教师可实施多种教学手段，特别是通过电子幻灯，教师可以充分发挥除“听”以外的各种教学手段的优势，提高教学效果、降低教学使用成本。

（一）普通幻灯机与幻灯片

幻灯机的种类很多，分类方法也有多种，例如，按放映软片的形式来分，有单片式幻灯机、卷片式幻灯机及显微式幻灯机；按功能分，有简易幻灯机、自动幻灯机及多功能声画同步幻灯机；按放映镜头来分，分单镜头幻灯机、多镜头幻灯机及复合式幻灯机。幻灯片是通过胶片翻拍技术制作成的有外框的小型教学媒体，它可以起到挂图、照片演示的作用，幻灯片体积较小，便于携带和保存，是教师授课或讲座中常用的教学媒体。

1. 幻灯机的优点与局限性

幻灯机的优点是画面清晰、色彩鲜艳；影像的大小，观察的时间、角度、速度、节奏等能根据教学需要加以控制，适用范围广；易于管理，可按教学需要编目后放在学习资源中心，供教师选用；便于大量复制和分发。

幻灯机的局限性是制作幻灯片较为费时和困难，也需要一定的经济费用。

2. 幻灯机的使用注意事项

幻灯片上文字的数量、排列方式要恰当，在应用中注意将幻灯片按授课顺序放入幻灯机内，放置时注意不要将幻灯片上下翻转放错，影响教学效果；幻灯片上的文字间距不宜过小，字数不宜过多；使用时注意教室的光线不宜过强，以免影响放映效果；先检查幻灯机，确保其处于功能状态；使用完毕后，注意对幻灯机和幻灯片的保护与收纳。

（二）电子幻灯的应用

电子幻灯是将电子文稿在计算机上以幻灯片形式演示教学内容，是目前护理教师应用得越来越多的现代教学媒体。它是在Microsoft Windows下运行PowerPoint文稿软件的常用教学媒体。教师可根据教学内容进行文稿编写，将多种演示的对象（文字、图表、动画、电影、声音）制作成图、声、文并茂的教学课件，通过计算机进行教学演示，操作方便，动静结合，真实回放，具有调动学生多种感官学习的优点。

电子幻灯包含多种演示的对象，有文字、艺术字、数据图表、图片、图形、组织结构图、声音、影片等，使演示文稿图、文、声并茂，非常适合于制作演示性多媒体护理课件，对于改善教学方法、优化教学环境、提高教学效果具有重要作用。

演示文稿放映时既可单片出屏，也可将单片上的各演示对象按顺序出现、组合出现或同时出现，护理教师演示时十分方便。

电子幻灯的局限性在于演示文稿完全由教师来掌握控制，学生的主动性较差，因此，并非所有的主题都适用。

五、影视媒体的应用

影视媒体是将电影或电视的图像、声音通过激光及微电子等技术来记录和提取影视信息的一种新型视听教学媒体，包括VCD、DVD等。它通过影碟机或电脑进行播放，操作简便，可以形象、逼真、直观地进行教学，能将临床上难以见到的动态过程通过影像和声音展示出来（如心脏骤停的急救、气管内插管等），在护理教学中被广泛采用。

（一）特点

影视媒体体积小、信息量大，图像清晰、稳定，声音质量好，同时便于保存与携带。教师可按教学要求进行选段播放、暂停或重复播放。可在示范教学、操作练习等教学过程中应用。在使用过程中需注意播放器输出信号的制式，进行正确操作。同时注意购买正版的影视教学光盘。注意保存好光盘，不用时放进光盘盒内，避免光盘划伤后影响播放效果。

（二）影视媒体在护理教学中的功能

1. 动态的视觉与听觉结合

影视媒体可让人耳闻目睹，综合运用多种感官，为护生提供身临其境的感性经验，有助于弥补其他教学方式中护生直接经验的不足。

2. 突破时空限制

影视媒体具有多视点、可变时空的蒙太奇表现手法，能够充分表现宏观或微观、瞬间或漫长的过程和事物，有利于护生深入的观察、认识、理解和思考。

3. 多感官刺激

影视媒体能提供语言、文字、图形、图像、音乐、音响等多种综合性刺激信号，可用于展示护理过程、创设临床护理情境、提供护理操作示范、解释原理、设疑释疑和推导分析。

4. 提高教学效率

影视动静结合、声画并茂的表现形式极具吸引力和感染力，有助于在教学中引起学生注意、提高兴趣、增强记忆和诱发学生感情上的参与，同时也培养了学生的观察力、理解力和创造力。

六、录音的应用

录音的特点是制作简便、可重复录制，主要为学生提供单纯的听觉材料。如外语教学中的朗读发音，听力训练；内科护理教学中的心、肺听诊，包括正常或异常的心音语、呼吸音，为学生提供感知和区分这些声音的能力。应用录音教学时要注意周围环境的布置，在学生听的过程中，教师要给予指导，指出关键点，以便让学生尽快掌握。

七、计算机教学

计算机在教学中有两种形式：一种是计算机辅助教学（Computer - Assisted Instruction，CAI）。CAI 是由教师、计算机和学生三方面构成的一种以人机对话形式出现的自动教学系统。教师的任务是设计教学软件（CAI 课件），可将文字、动画、电影录像、测试练习题等制作成 CAI 课件，用于课堂教学、实验教学和模拟教学；学生也可通过在计算机上运行 CAI 课件进行复习、练习或知识测试。计算机及其课件是在教师和学生之间传递教学内容的重要媒体。第二种是计算机管理教学（Computer - Managed Instruction，CMI），是利用计算机收集、存储与教学有关的各种信息，以便教学管理者进行教学信息的管理，教师也可以利用计算机进行教学管理工作。目前这两种计算机教学的方式逐渐被广泛采用。

第三节　应用电子幻灯制作多媒体课件的技巧

一般软件开发公司制作的教学课件基本上都是由计算机扮演讲课教师的角色，向学习者传授新知识或新技能。这些课件在语言、音乐、图片和动画上都相当精美，作为一种很好的教学参考片或学生自学工具是无可非议的，但作为一种新型的教学媒体运用于课堂教学，并不利于学生和教师之间的交流与互动。

而教师在课堂上使用的课件是针对教学内容需要、教材特点和学生实际情况而设计制作的，这些课件的播放往往安排在教学进程中，并不能代替教师的教学。护理专业教师如果能针对教学需要、教材特点和学生实际情况，利用各种教学资源，自己设计制作辅助教学软件，在课堂教学中播放，定能收到较好的效果。如讲授心肺复苏术时，何时利用心脏和肺部的解剖结构图讲解，何时播放现场急救录像，何时利用 Flash 动画说明心肺复苏的原理，何时返回重讲，何时与学生讨论，教师都能随心所欲，控制自如。教师还可以根据学生对知识的掌握程度对课件作适当的删减或增加。同样的教学内容，同样的教学资源，不同的教师可以根据不同的教学对象制作出风格各异的教学课件，这不仅显示了教师各自不同的教学思路和特色，而且有利于发挥教师教学的主导性和学生的主体性，尤其对于新教师，教学经验较缺乏，利用自己制作的课件，可以灵活控制课堂，课后还可以根据学生的反馈情况修改课件。

目前多媒体课件的制作软件非常多，主要有 PowerPoint、Authorware、Flash、FrontPage、Dreamweaver 等等，制作不同类型的多媒体课件，所采用课件开发平台的软件环境不同。其中，PowerPoint 是快速编辑电子幻灯的专用软件，是学术讲座、授课、工作汇报、学生答辩等最常用的辅助工具，具有简单易学、表现力丰富、易于修改等特点。应用电子幻灯制作多媒体课件的步骤如下（以 Office 2007 为例）。

一、将 Word 文档快速转换为 PowerPoint 文件

多数使用者在制作 PowerPoint 时，采用【复制】—【粘贴】的方式将自己的讲稿逐行或逐段【复制】后【粘贴】到新建的 PowerPoint 空演示文稿中，这种方法费时且不方便。利用 Word 程序现有的功能，有两种较为快速、简便、实用的方法。

（一）先【发送】后修改

打开要转换的 Word 文档，在菜单栏上点击【文件】—【发送】—【Microsoft Office PowerPoint】，鼠标单击【发送到 Microsoft Office PowerPoint】即自动生成一个 PowerPoint 文件。但此文件格式较乱，每张幻灯片中的内容多少不定。此时，可在 PowerPoint 大纲视图中，单击鼠标右键，利用弹出菜单中的“升级”➡或“降级”⬅按钮，可灵活调整每张幻灯片的内容。

如果点击【文件】—【发送】后，弹出菜单中没有【发送到 Microsoft Office PowerPoint】，可按如下步骤进行设置：单击菜单栏左上角的【Office 按钮】—【Word 选项】—【自定义】—【所有命令】—从下拉菜单中找到【发送到 Microsoft Office PowerPoint】—【添加】—【确定】，此按钮即出现在快速访问工具栏上，点击即可将 Word 文档快速转换为 PowerPoint 文件。

这种方法便捷、灵活，但只能按幻灯片设计模板默认的格式形成 PowerPoint 文件，在转换过程中偶尔会出现 Word 文档内容部分缺失的现象，还需利用【复制】部分 Word 文档、【粘贴】到幻灯片中的方式进行修改、补充。

（二）先修改后【发送】

这种方法是在进行方法（一）的操作前，按照自己的意愿和设计对 Word 文档的样式进行批量修改，操作步骤如下：

（1）编辑—全选—样式—标题 2。

（2）将鼠标置于想设计为幻灯片标题栏的内容之前，单击左键，在工具栏上【样式】窗格内选【标题 1】，依此方法，将所有想设计为幻灯片标题栏的内容变为“标题 1”。

（3）按照方法（一）将 Word 文档发送到 PowerPoint，即可生成一个标题和文本内容、字体、字号确定的 PowerPoint 文件。

这种方法在文档转换之前的操作虽然较方法（一）复杂，但转换过程中不会出现内容缺失，被选为“标题 2”的内容转换后均成为幻灯片中文本框中的内容，被选为“标题 1”的内容转换后均成为幻灯片中标题栏中的内容，而且制作者可以根据自己的教学经验、意愿和习惯，选择不同的字体和字号作为“标题 1”和“标题 2”的字体和字号，使 Word 文档转换为 PowerPoint 文件的过程变得快速而准确。

二、幻灯片色彩的选择

（一）配色规律

PowerPoint 提供的幻灯片设计模板自带有几种标准配色方案，色彩搭配较为合理，但使用者修改幻灯片背景后，标准配色方案有时无法与背景颜色相协调，需要使用者自己制作配色方案。很多老师在制作幻灯片的过程中，一开始由于缺乏经验，用色非常小心，色彩单一，画面过于寡淡无味；而当有了一定的制作经验之后，又急于把自己的想法全部表现出来，画面上往往使用过多色彩，令人眼花缭乱。因此，在自己制作配色方案时，应遵循以下规律：

（1）采用一种颜色作为背景或页面的主色调，通过变化其透明度或饱和度，产生新的颜色并运用，这样能够保证画面的和谐统一。不要使用繁复的花纹作为背景，以免影响文本的显示效果。

（2）选用页面主色调的对比色作为【文本和线条】的颜色，选择与【文本和线条】相近的颜色作为【标题文本】的颜色。例如，【背景】为蓝色调，【标题文本】和【文本和线条】可选用黄色调，二者可在浅黄与橘红色之间过渡，使用一致的明度和纯度，有助于增加其协调性。背景和文本的颜色对比度要大，特别要注意明度的对比。

（3）【阴影】和【填充】的颜色可选用【背景】的相近色，而【强调】和【超级链接】则选择比较鲜亮的一种颜色，这样的效果通常比较醒目突出，有一定的力量感。

（4）尽量使用三种以下的颜色，使用过多的颜色有很大风险，一般只有专家才能够应用自如。尽量少使用纯度最高的正红色，因为投影机对红色的显示效果是最差的。

如果对色彩的把握缺乏自信，可以寻找一张看起来配色和谐的画作，根据画面的配色来选择自己需要的颜色，就可设计出美观、和谐、富于个性的幻灯片。

（二）设置个性化幻灯片背景

幻灯片最显著的部分是背景颜色，它直接影响了人的视觉感受。使用一种颜色作为幻灯片的背景有时显得过于单调，而且不能体现个性化的内容，使用自己喜爱的与幻灯片内容相匹配的图片，会使幻灯片的表现形式更加丰富多样、与众不同。

1. 修改幻灯片母版

（1）打开图片文件—【复制】。

（2）新建一个空演示文稿，单击菜单栏上的【视图】—【母版】—【幻灯片母版】—【粘贴图片】，将图片调整到与幻灯片大小一致，在图片上单击鼠标右键，鼠标左键单击【叠放次序】—【置于底层】，即可将自己喜爱的图片变为幻灯片母版。

这种方法可将该 PowerPoint 文件中的所有幻灯片背景变换为自己喜爱的图片。如果单击菜单栏上的【文件】—【另存为】—在保存类型中选择【演示文稿设计模板】，可将此 PowerPoint 文件保存为设计模板，在制作其他幻灯片时可以随意应用。

2. 设置填充效果

新建一个演示文稿，单击菜单栏上的【设计】—【背景样式】—【设置背景格式】，在填充选择栏中单击【图片或纹理】—【插入】—【文件】，如果不想让原有幻灯片母版的背景影响新的背景，在【隐藏背景图形】前的复选框内打“√”。

如果只把此图片当作当前幻灯片的背景，单击【关闭】按钮；如果要把图片当作此文件中所有幻灯片的背景，单击【全部应用】按钮。

三、文字的设计

文字的设计在整个多媒体课件中同样至关重要。文字在课件中占据的容量比图片和动画小得多，但文字能够传递大量的信息。清晰的字体，合适的大小，是使学生顺利接受信息的重要条件。

（一）字体的选择

字体的选择一般不超过三种，否则容易造成视觉上的混乱。一种用来彰显标题，醒目突出是其表现的重点；一种应用于正文，使得内容阅读清晰顺畅；还有一种用于按钮或是下标之类的地方。字体尽量选用常见的字体，以免有的电脑里没有该字库而造成无法显示。各种字体应用的地方不尽相同，魏碑、隶书、楷书由于比较正统，有严肃之感，比较适合于标题的显示；黑体和幼圆由于其字体笔画是等粗的，投影机的显示效果会比较好一些，非常适合用于正文的显示；宋体及仿宋字体过于纤细，一定要加粗后使用，在按钮和下标上使用非常适合。使用规范的字体可让学生在观看学习时更有条理性。

（二）文字的尺寸

标题的字体一般都会选择较大的尺寸，正文次之，按钮或下标的字体尺寸最小。一般来说，标题字号为 40 ~ 48 号，正文 28 ~ 36 号，行距控制在 1.2 ~ 1.5 倍，以保证坐在教室后排的学生也能够看清屏幕上的文字。无论是哪种情况，行间距都应大于字间距，否则容易使人误读。

（三）文字的方向性

不管文字如何排列，必须保持文字的方向感是一致的。如果有的文字是从左到右，有的又是从上到下，就会造成不必要的迷惑。从左到右是最快速有效的阅读顺序，将按钮放在右边也是遵循这样的习惯。文字不要放到版面的边缘，适当的空隙能使文字看起来更明显，而过于拥挤的版面会给人紧张的感觉。

（四）文字的色彩

字体的色彩选择同样要有助于学生的阅读。白底黑字和黑底白字的对比过于强烈，容易造成不适感。只需要将白色换成稍微柔和一点的粉色，或将黑色换成稍亮一些的深蓝色，就能够减缓这种对比。文字同样可以选择彩色，但其选色的原则都要遵从前面所说的版面色彩设计要求。按钮和下标不是重点部分，切忌喧宾夺主，因此不宜选择鲜艳出挑的色彩，而应使用沉稳朴素的色彩。

四、在电子幻灯中调用视频、音频文件

视频影像是课件中常见的一部分，也是课件制作中的难点，视频影像制作除了要掌握摄录编的基础知识外，还应掌握影像的采集、编辑、影像特技的制作。由于视频影像占用的空间比较大，视频影像所选择的格式最好使用 MPEG、RM 等媒体视频格式，它们不仅有极高的压缩比，也易于编辑。

为了使课堂教学更为生动，教师常常在讲授过程中插播一段录像。制作课件时用“超链接”的方式将录像链接于幻灯片中，放映幻灯片时，点击【超链接】按钮，播放整个录像或用【快进】的方式播放部分录像。但是，这种方法不能很好地把握与教学内容匹配的视频信息，有时还会延误课程进度。如讲授“护士礼仪规范”时，通常在讲授完理论后播放一段护士礼仪规范录像，学生看完录像后还是不能完全掌握护士的服饰、言行举止要求。如果在讲授的同时分段播放录像，并让学生及时模仿练习，就能达到最佳的课堂效果。使用豪杰超级解霸和 RealMedia Editor 程序可以帮助教师选编恰当的视频录像片段。

（一）利用豪杰超级解霸 V8.3 程序选编 MPEG 视频文件

利用豪杰超级解霸 V8.3 程序对视盘 VCD 或录像中的影像信息进行编辑，可以将视频信息任意剪辑为课件中所需的视频文件。如目前有几部护士礼仪与道德规范录像均为 40 多分钟，而教师在授课时仅需要其中“行为规范”或“语言规范”的几分钟录像，这就需要用豪杰超级解霸 V8.3 对其剪辑。具体操作步骤如下：

（1）用豪杰超级解霸播放要剪辑的录像；

（2）单击菜单栏上的【控制】—【循环播放】（如图 8－1 所示）；

（3）根据播放画面找到所需录像的起始位置；

（4）单击菜单栏上的【控制】—【选择开始点】（如图 8－2 所示）；

（5）在录像中找到所需录像的结束位置；

（6）单击【控制】—【选择结束点】；

（7）单击【控制】—【保存 MPG 片段】—保存为 MPG 文件。

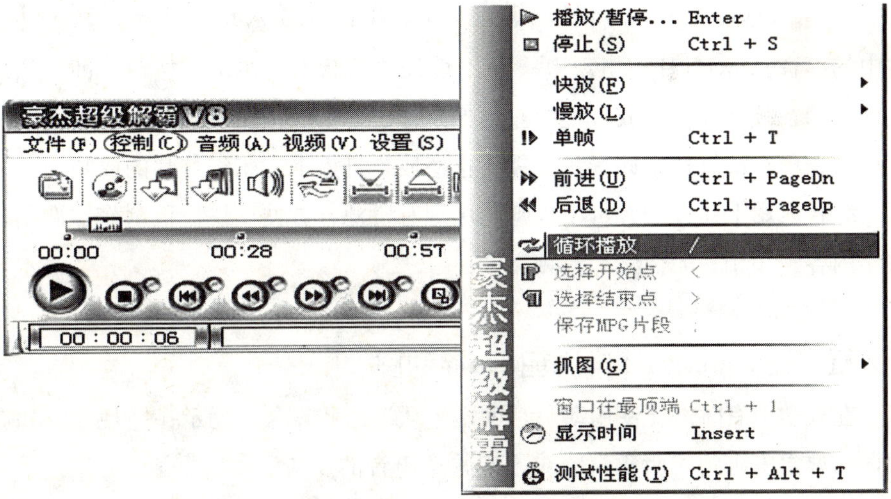

图 8－1　打开循环播放

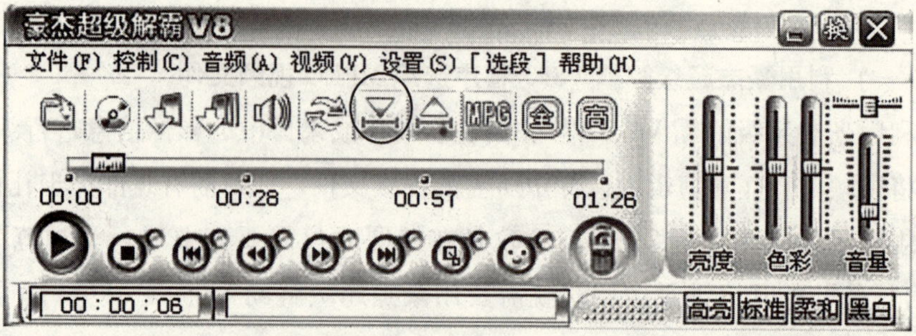

图 8－2 选择开始点

（二）在幻灯片中插入剪辑后的视频、音频文件

（1）在 PowerPoint 幻灯片编辑方式中，单击【插入】—【影片】—【文件中的影片】，将剪辑后保存好的影像文件插入到 PowerPoint 中，所插入的影像文件的第一幅图像就显示在当前编辑的幻灯片上了。在幻灯片放映状态时单击此图像，剪辑好的视频文件片段即开始播放，播放过程中教师如需讲解，可单击图像暂停放映，讲解后再单击图像，视频文件可继续放映。

（2）在 PowerPoint 幻灯片编辑方式中，单击【插入】—【声音】—【文件中的声音】，幻灯片中出现。在幻灯片放映状态，单击此按钮，即开始播放插入的音频文件，播放过程中教师如果再次单击此按钮，音频文件则重新开始播放，单击幻灯片，此音频文件停止播放，进入下一张幻灯片的放映。

综合运用上述方法，可使教师利用现有资源，方便、快捷地制作、调用与教学内容密切相关的视频和音频文件。

五、在 PowerPoint 中添加 Flash 动画

在教学中有时需要使用动画帮助学生认识一些现象，揭示一些规律。如健康评估教学中讲到“听觉系统对不同频率声音的反应”，用语言、图片或录像都无法表述清楚其原理，只能用动画说明。如果是“. exe”格式的动画文件，可以用超链接的方式链接到幻灯片中；如果是“. gif”格式的动画，可以用“【插入】—【图片】”的方式，这两种方法都较为简单，但网络上的大多数医学动画均为“. swf”格式，用上述方法在幻灯片放映时无法播放动画，必须采

用以下方式：

（1）在 PowerPoint 普通视图下，单击菜单栏上的【开发工具】—【控件】—【其他控件】（带有锤子和扳手图标的按钮），弹出【其他控件】复选框，在列表中，选择【Shockwave Flash Object】（如图 8－3、图 8－4 所示）。

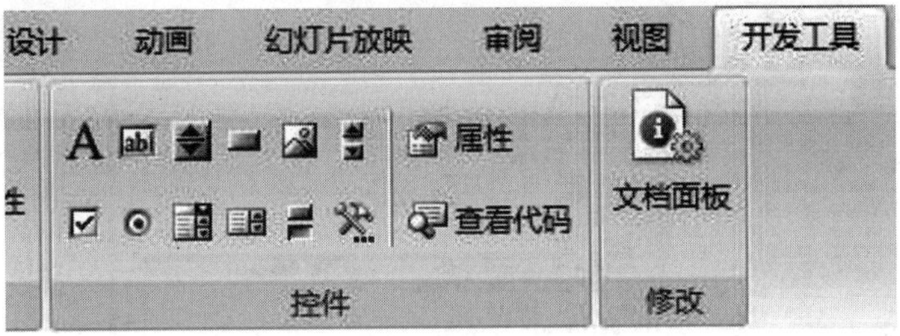

图 8－3

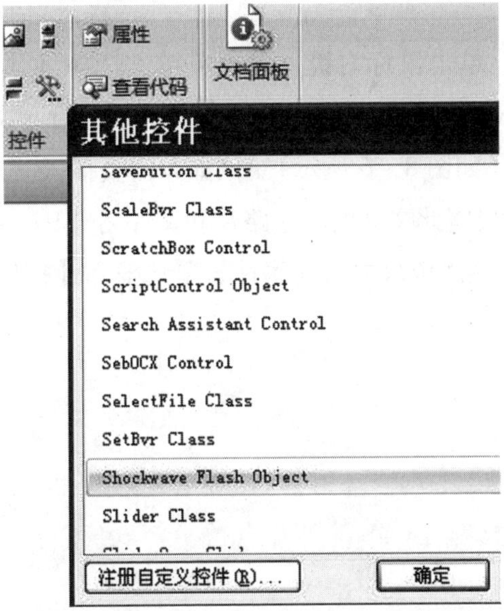

图 8－4

（2）当鼠标变为“＋”时，将其拖放到幻灯片上，画出控件区域（幻灯片上空白区域)。如果需要调节控件以适应动画的尺寸，则可以拖动尺寸柄以调节控件的大小（如图 8 -5 所示)。

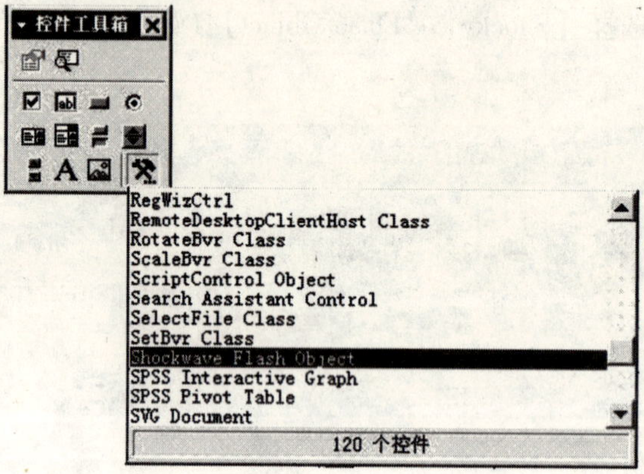

图 8 -5

（3）在控件区域上单击鼠标右键，弹出菜单，选择【属性】，弹出【属性】复选框，在【Movie】后的空格内输入要插入的 Flash 文件的完整路径（包括文件名和后缀）（如图 8 -6 所示)。例如，需要插入“D 盘”文件名为“1”的 Flash 文件，只要将此文件的完整路径和文件名“D：\ 1. swf”键入到【Movie】后的空格内，然后依次关闭【属性】复选框和【控件工具箱】即可。

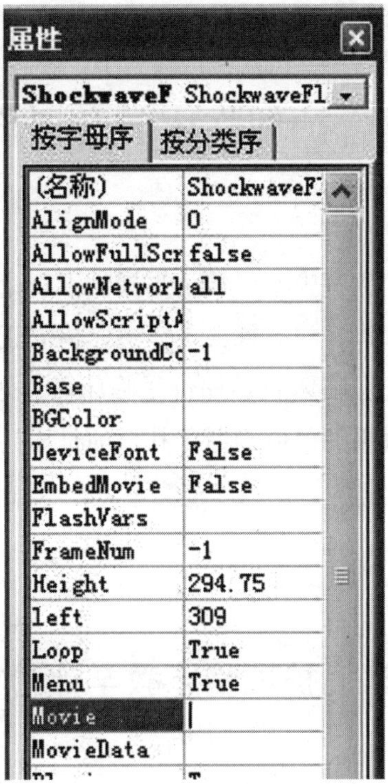

图 8-6

（4）运行动画：在幻灯片的普通视图下，单击 PowerPoint 窗口左下方的【幻灯片放映】按钮（或按键盘上的 F5 键，或在【幻灯片放映】菜单上单击【观看放映】），Flash 动画的第一幅画面即出现在幻灯片上。点击图像，动画则开始播放。

这种方法虽然比超链接的方式复杂，但教师在授课过程中可直观地控制动画，与授课内容密切配合，无需在课件与动画文件间进行切换，使教学过程更加生动、流畅。

（翟惠敏）

第九章　护理临床教学评价技能

护理临床教学在护理教育中不仅给学生提供了理论联系实际的机会，而且对培养学生专业的思维方式，建立社会责任感，树立正确的职业道德观、伦理观和价值观很有帮助。护理临床教学评价是临床教学过程中的一个重要环节，是对临床教学活动及其效果的价值判断，其目的是提高临床教育教学的目的性及有效性。

第一节　护理临床教学评价概述

一、护理临床教学评价的概念

护理临床教学评价是按照一定的客观标准，通过各种定量及定性的手段，对护理临床教学进行科学、系统的测量、分析和判断的过程。它主要包括确定评价目的、对象和内容，建立评价指标体系，搜集、整理、分析资料，形成判断、验证和指导改进教学策略等。

二、护理临床教学评价的范围

国内外的教育教学评价工作大多局限于学生学科成绩的评定上，但发展的趋势是从评价学生的学科成绩向评价课程、教学大纲和教学方法等全方位扩展。目前，护理临床教学评价的范围已经由最初仅限于评价学生的理论成绩和操作技能，转变为评价护理临床教学的各个领域，包括以下几个方面。

（1）临床学习中的学生：涵盖学生的理论知识、操作技能、人格和身体状况等全面的评价。

（2）各种临床教学活动及教学环节的评价。

（3）临床教师素质、教学态度、教学方法、教学效果等评价。

（4）临床教学基地的基本设施、教学场所、所在地区的人文社会环境等。

（5）临床教学管理的评价。

三、临床教学评价的原则

1. 方向性原则

临床教学评价要求坚持正确的导向，通过教学评价活动，促进临床教学质量和教学效果的提高。在评价中，对临床教学的管理人员、带教老师和学生提出一套评价指标和标准，实际上是给他们提出了具体的奋斗目标及要求，也左右着临床教学的方向和师生的努力方向。

2. 科学性原则

临床教学评价过程的各个环节都要符合科学要求，遵循评价活动的客观规律，建立科学合理的评价指标体系，设计出科学的临床教学评价方案。正确、熟练地掌握科学的评价方法、手段和技术。从实际出发，尽可能将数量和质量评价统一起来，使评价结论更加全面、合理。

3. 客观性原则

评价过程和结果都应符合客观实际，实事求是。因此在评价时应注重调查研究，全面搜集资料，确保评价信息的客观性及准确性；整理资料时，要客观、准确，评议恰如其分；分析资料时，要努力排除个人主观偏见或个人情感因素的干扰，以客观事实为依据分析问题；作评价结论时，应防止用主观印象代替客观测定，要以客观存在的事实为依据作出正确的结论。

4. 公平性原则

公平性原则是指在评价活动中，要一视同仁，秉公办事，评价指标体现公平竞争性。因此，应做到在同一范围内，对同类评价对象坚持同一标准。评价指标、标准、权数、分值和等级的确定要合理，并增加评价活动的透明度，坚持评价过程的群众性和民主性。

5. 可行性原则

评价方案应能具体实施或具有可操作性，评价指标和标准符合实际、具体可行，并能被大家所理解和接受。因此，评价方案的确定要考虑人力、物力、财力、时间和技术等各种因素；评价指标体系不能过于繁琐，指标尽可能直接可测，评价计算体系要简便易算；评价指标和标准应是被评价者经过自己努力可以达到的目标，是评价者经过努力可以完成的任务。

四、护理临床教学评价类型

（一）按照评价的标准划分

（1）常模参照性评价。以个体的成绩与同一团体的平均成绩或常模相互比较，从而确定其成绩等级的评价方法。常模是一个团体的平均测验成绩，常模评价一般以常模为参照点，评价个体在团体内的位置及名次，即个体的相对成绩。其优点是具有甄选性质，可作为分类及选材的依据；其缺点是这种评价无法反映评价对象达到目标的程度，不利于通过考核反馈性地调整计划。

（2）标准参照性评价。以固定标准作为评价的依据，确定学生达到目标的程度，一般用于基础知识及基本技能的测量。由于评价结构更具有判断教育的作用，故能激励评价对象把考核作为自觉的要求，借助评价提供的反馈信息，主动、及时地调整教育活动，促使教育目标的实现。

（二）按照评价的方法划分

（1）自我评价和他人评价。自我评价不如他人评价客观，但对内隐方面的内容采用他人评价不易进行。因此，应将自我评价与他人评价有机地结合起来，以提高评价的有效性。

（2）定性评价与定量评价。定性评价和定量评价不可互相取代但能互相补充。在评价中将定性与定量评价有机统一、结合使用，将会提高评价的科学性及可靠性。

（三）按照评价的方式划分

（1）系统测验评价。运用各种测验的手段定期、系统地对教学过程及其结果进行测量与评价。系统测验评价是教育评价中应用最普遍的评价方式，例如，前面介绍的常模参照、标准参照等评价方式基本上都属于此范畴。它可为教师提供大量有关教学情况的信息，有利于教师及时总结及改进教学，提高教学质量。但对学生众多复杂的心理机能方面还是难以进行有效测量。

（2）日常观察评价。通过对学生日常学习活动的观察而对其学习行为及结果的评定。日常观察评价在临床教学中应用的机会很多，教师实际上每天都在对学生进行观察，这种观察是在没有受到如测验或考试气氛干扰的自然状态下进行的，因此它往往可以得到其他方式难以得到的有价值的资料。应用这种形式，教师应注意明确观察的目的，制订观察计划，并及时、系统地记录观察结果。

（四）按照评价的功能划分

（1）诊断性评价。采用诊断测验的形式，研究和发现学生学习中存在的问题和实际困难，以便采取恰当的补救措施。其目的是查明学生的学习情况及影响教学的因素，暴露学生学习的缺陷及其原因，以便采取相应的措施进行弥补。

（2）形成性评价。旨在改进和发展正在进行的教育教学活动或方案，以及时揭示存在的问题，及时反馈信息，及时进行调控管理。形成性评价一般应在教育教学活动中进行，如平时的练习、单项操作考核、督导检查等。

（3）总结性评价。即在教育教学活动终止时对成果进行核定、鉴定，或对评价对象作出某种资格证明。如学生的出科考试，教师的年终考核、评优，对临床教学基地办学能力的认可、等级评定等，其主要目的是评定学生的学业成绩，证明学生掌握各种知识技能的程度、能力水平，为在后续教育过程中确定学生的起点行为，制定新的教育目标提供依据。

（五）按照资料分析的方式划分

（1）统计分析评价法。定量评价方法中的一种，是应用统计学知识对教育客观事物进行分析和评价。常用的综合指标有绝对数、相对数、平均数和标准差等。

（2）模糊综合评价法。由于较多的评价指标如各种能力、水平、态度等都只是一个模糊概念，并无精确的数据测量，而每一评价者的评价角度、评价水平及评价代表性均不相同。模糊综合评价法不仅适应临床教学工作及教学管理的特点，还克服了教学评价的随意性，提高了评价的科学性。

第二节　护理临床教学评价指标体系的建立

护理临床教学评价的指标体系既是评价工作的基础，也是评价工作的核心，对评价起着统揽全局的作用。因此，有无科学合理的评价指标体系，是衡量护理教育教学评价是否成熟的重要标志之一。

一、指标与指标体系的概念及作用

指标是把评价目标分解为若干个能代表其本质属性或特征的质量或数量标准，即被评价的因素。指标体系是指被评价的全部因素的集合，评价就是通过这些指标体系来判断目标是否达到。设计指标体系实质上是将评价所依据的目标具体化、行为化，对各项指标及其权重系数、评价标准等以文字形式描述出来。

建立指标体系可以使模糊的评价变为分项指标评价，有助于克服评价者从主观印象出发的笼统评价，也有助于评价反馈功能的发挥。比如教师授课质量的评价可以分解为教学组织、教学内容、教学方法、教学态度和教学效果等主指标，而每一个主指标又可以分解为若干个亚指标，这样通过每一个亚指标，可以发现授课教师哪方面做得好，哪方面不够理想。分项评价还有助于提高评价的客观性和精确性。

建立指标体系也可以使评价工作者之间互相沟通，统一看法，使评价结果具有可比性。因为指标体系的建立过程，实际上也是人们价值认识取得一致的过程，它能使人们的价值认识凝聚和统一在指标的相应权重之中，获得一致的评价结果。

二、建立指标体系的方法

（一）目标分解法

通过分解的方式，将目标分解为若干个指标，并形成相应的指标体系。教育的复杂性及多面性要求评价指标体系是纵横结合、动静结合的立体模式。对于一些比较复杂的教育活动，对目标的一次分解可能并不能达到测定的要求，所以还需要对每一个主指标再分解为若干个可测的亚指标，必要时还可以再将亚指标细分，即将目标分解成一个完整、可行的评价指标系统。如课程评价的指标可分为学习效果、教学质量、教学条件和教研成果等多项指标，其中的教学条件项，进一步可分解为教学管理、教学设施、教师素质三个主指标，而每一个主指标可以分解为若干亚指标。又如对教师的教学质量也可分解为教学能力、教学工作、教学效果等，然后再对每项进行进一步分解。

（二）分类学法

以美国教育学专家布卢姆的教育目标分类法为框架，以认知、情感、动作技能三个领域和不同领域的层次目标建立评价指标体系。

（三）多元统计法

多元统计法是通过因素分析、主成分分析等方法，从众多零乱繁杂的初选指标中，找出关键性的指标或确定某评价项目的基本结构的结论性定量设计方法。其主要优点是具有逻辑性及科学性，能压缩简化指标，减少实际评价时的工作量，排除指标间的相容性，从而建立定性与定量结合的评价指标体系。缺点是这种方法必须通过处理大量的数据和信息才能得到结果，所以必须借助计算机和统计软件，需要一定的技术力量和技术条件。

三、指标体系的量化与权重确定

科学的量化方法是提高评价信度的重要环节，而不同的评价指标又有不同的重要程度。因此，应对评价指标进行量化和分配权重，并注意量化与权重确定中的科学性和真实性。

（一）常用的量化方法

（1）直接评分法（一次量化）。即不需要通过转换，或只通过简单的转换即可进行运算，如学生的入学平均成绩。有时为了符合我国惯用的百分制评分法，可根据满分值作简单的换算。但有不少指标难于确定满分值，如论文发表数等。对此可采取相对评分的方法，把最高者当作100，依次换算。这种相对评分方法虽然简单，但只具有相对价值，而非最高标准。

（2）等级评定的换算（二次量化）。通常是先按等级评定（如优、良、中、差），再对不同等级赋予分值。有时不同等级不赋予一个绝对分数，而是作为一个分数段，如优为85～100分，再根据同一等级被评单位间的差异，在此分数段内赋予不同的分值。

（3）分类测定。分类测定首先定性分类，然后对每一类赋予不同的分值。例如，评价科研成果水平，可按其达到的国际、国家和省级水平分成不同的等级，专家可按此标准进行分类，再予赋值。这种方法在一定程度上解决了测量尺度的不统一，有助于提高测量的精确性，但就其实质而言，仍然是一种模糊分类，受主观因素的影响仍然较大。可将评价对象的不等质转化为近似等质，然后再进行赋值。

（二）权重确定的方法

（1）德尔斐（Delphi）法。即通过分别征得专家意见，经过汇总整理，作为参考资料再发给各位专家，供各自分析判断，反复几轮，以期专家意见趋于一致。这种方法的特点是集思广益，避免受成员的威望、权力和政治因素的影响。但人数多时容易争论不休，不易统一看法；人数少时又缺乏代表性和权威性。

（2）专家一次评定法。是将最初拟定的指标权重，以会议的形式分发给专家征询意见，将其所得意见经统计后取平均值作为该指标的权重。此法较为简单，易于掌握，但易受权威、资历、口才和人数优势等因素的影响，故精确性较差，特别是当意见较大时，更影响权重的精确性。

第三节　学生临床理论的评价

学生临床理论的评价主要是临床学习成绩的测量，通常采用出科理论考试考核的方式进行。它是学生临床的学习效果及知识掌握程度的直观反映，是学生毕业与就业的参考依据，也是进行有效临床教学管理的依据之一。

一、评价内容及形式

按考核的方式，可以分为考查、考试和答辩。

1. *考查*

教师用定性的方法对学生的知识或技能进行评价的过程，是学生学业成绩考核的方式之一。适用于不需要或难以用定量考核的方法评价的课程或其他的学习效果评价。考查分为平时考查与期末考查两种。平时考查的形式包括课堂提问、检查实习与实验报告、评定平时书面测验的成绩等。期末考查的形式有实践性作业、现场操作演示和撰写论文等。

2. *考试*

指在学习阶段结束时对学生的正式考核，是学生学业成绩考核的主要形式。它可以对学生的学习效果作定量分析，并用百分制等量化指标来标定学生学业成绩的高低，使考核测定工作精确细致。主要有以下类型：

（1）按考试形式划分：①笔试，是常用的考核办法，由教师命题，要求学生在试卷上作书面回答。这种方法简便易行，应用面广，适用于大部分理论知识课程的考核。由于对全体学生采用同样的试题，成绩评定标准也容易掌握。②口试，是主试者与考生面对面的考试，一般先由主试者提出问题，考生则根据问题作出回答，必要时主试者还可以进一步提出问题。考试结果由主试者根据考试答题的质量评定“通过”或“不通过”。口试较灵活且不易作弊，但比较费时，易受主试者的主观判断及态度的影响。③操作考试，是通过学生实际操作而进行的一种考试方法。操作考试时可以采取全班同学做同一种操作的方式，或由学生抽签做同一课程所要求的若干操作之一。一般主要考查学生掌握操作技术和理论联系实际的能力。

（2）按考试答卷的要求划分：①开卷考试，即允许学生携带教科书、参考书和工具书等进入考场，利用这些书籍帮助答题。这样做有利于考查学生对课内课外知识综合运用的能力，克服死记硬背的学习倾向。它适用于以训练学生写作能力、综合分析能力为目的的课程。②闭卷考试，是较常用的方法，它对学生应考要求严格，能够比较客观、准确地检查学生对知识的掌握情况，适用于大部分课程考核。

（3）按考试的时间划分：①期中考试，属诊断性考试，用于检查教学过程中的问题，作为改进教学或补救的依据。②期末考试，属总结性考试，用于考核学生是否达到规定的教学要求。期中和期末两类考试在性质上有区别，不应混同。要避免将一学期课程分为两段，即期中考试考前半段和期末考试考前半段的做法。这样做不利于完整地掌握一门课程，也混淆了两类考试的性质。

二、评价的工具

（一）编制有效评价工具的指标

做到科学合理、公平公正地评价学生的临床理论学习情况，关键是编制科学有效的评价工具。衡量评价工具质量的指标很多，其中最主要的是信度、效度、难度和区分度。指标不同则计算方法也有相应的区别。

（1）信度。信度指测量结果的稳定程度。考试的可靠性是指考生考核中得分前后的一致程度。例如考生两次参加同一试卷的考核，如都获得近乎相同的分数，则考核的信度高。信度的指标常用信度系数 r 表示。信度 $r>0.9$，考试成绩能较稳定地反映学生的知识程度与能力水平，如果 $r<0.7$，考试成绩则不可靠。

（2）效度。效度是指一次考核能测量到的知识和能力的程度，常用的有内容效度和效标相关效度。效度 $r=0$ 表明考试无效，$r<0.4$ 表明效度很低，r 在 0.4～0.7 表明有效，r 接近于 1 表明效度很高，考试充分有效。

（3）难度。难度是指考试对学生的适宜程度，试题太难或太易都不能检查出学生的真实水平，不符合命题难易适度的要求。一般认为适宜的难度P值应在0.4 ~ 0.7之间，理想的平均难度为0.5。只有难度适中的题目，才能使试题产生区分不同程度考生的最大效果。若 $P>0.7$ 或 $P<0.4$ 则表明试题偏难或偏易。难度是一个相对概念，是由参加测量群体的整体水平决定的。

（4）区分度。区分度也叫鉴别力，是指测验对考生实际水平的区分程度。具有良好区分度的测验，实际水平高的应该得高分，实际水平低的应该得低分，它是评价试题质量、筛选试题的主要指标与依据。区分度 D 值越高区分度越大，反之则越小。合理的区分度应是 $D>0.4$。区分度 D 值的具体评价标准为：① 0.40 以上，区分度很好；② 0.30 ~ 0.39，区分度好；③ 0.20 ~ 0.29，区分度尚可；④ 0.19 以下，区分度差，必须改进或淘汰。

（二）编制有效评价工具的步骤与技巧

1. 编制考试考核计划

为确保所编制的评价工具（试卷等）科学合理，达到上述指标要求，第一步就要求我们作好考试考核计划。具体到一份试卷就需要编制一份双向细目表。如表9-1所示。

表9-1　妇产科产褥期病人的护理考试计划

考试内容 \ 目标层次	知识	理解	应用	分析	综合	评价	合计
母乳喂养	3	2	3				8
产褥期母体的生理变化	2	3	1	2			8
心理变化	3	2	2				7
影响产褥期恢复的因素	2	3		3	1		9
婴儿生理	2	2	2				6
产后护理	6	8	10	6			30
产褥期护理	3	4	1			1	9
合计	21	24	19	11	1	1	77

2. 根据评价目的与要求合理选择试题

欲测内容和测验试题必须配合一致，才能保证评价工具能测出学生特定范围内的知识、技能和能力。如客观性试题是评分不受评卷者主观因素的影响、答案既定的试题，主要类型有选择题、是非题、填空题和部分简答题。主观题是由考生根据试题的要求，以自己的回答做出答案，包括部分简答题、论述题、实践性考核和答辩等。

（1）选择题。试题已提供不同的答案，由考生选择正确或最佳答案。此类试题的结构由题干和多个（一般为3~6个）备选答案组成，答案是对题干的回答或使题干的含义完整化。在多个备选答案中只有一个或几个是正确或最佳答案，其余为干扰答案。根据备选答案的多少又分为单项选择题（只有一个正确答案）和多项选择题（至少有两个正确答案）。

选择题考试方法的主要优缺点如下。

优点：①在单位时间内能进行较多题量的考核，保证了试题的广泛性；②评分客观，不受主观因素的影响，信度高；③评卷容易、方便。

缺点：①主要用于测量认知领域低层次的学习结果，对高层次的学习结果，特别是综合和评价能力，虽可测量，但不如论述题适宜；②命题要有专门技巧，且费时；③长期单一地采用选择题考核方法，有可能养成学生死记硬背的不良学习习惯；④凭随意猜测可有一定的机遇选中正确答案，特别是熟悉答题技巧时，更可提高某些题型的猜中率。

因此，在编写选择题时试题的主干部分应遵循以下规则：①主干部分要富有意义并应当提出一个清晰的问题；②主干语不受无关材料的影响；③主干语应尽可能多地包括试题的内容，但能提供答案线索的除外，重复性的短语应当包含在主干语中，而不应在每一个选择项中重复陈述；④主干语的否定陈述不宜过多。

试题的备选答案：①所有的选择项在语法上应该与试题的主干语一致，并具有相似的长度，以避免对答案提供线索；②一道试题只包含一个或几个正确或最佳答案；③用于测量理解力的试题应有新意，尽量不照抄教材中已有的题目；④所有备选答案中的错误项表面上似乎合理，并且要与所测知识的整体和学习经验相关，在错误的答案中，应当避免出现范围很广的术语，如“从不”、“总是”、“所有”等；⑤正确答案在答卷上的位置不应固定，而应以大致相等的频率和随机的顺序出现；⑥一些特殊的备选答案如“都没有”、“上述全部”等不宜过多使用。

（2）是非题。是一种让考生判断真伪的陈述句或疑问句。常用的回答形式有“是”或“否”，“对”或“错”，有时先让考生判断陈述的真伪，然后要求考生将错误之处加以改正或说明理由。是非题的主要优点是命题容易，记分客观，取样广泛。而缺点是只能测量低层次的学习结果，猜中的概率高达50%。单纯的是非题以不用或少用为好。

编写是非题的原则是：①避免广泛、琐碎的一般陈述；②避免复杂的长句；③是、非陈述的长度应大致相等；④是、非陈述的数目应大致相等；⑤避免从学生的课文或教材中照抄句子。

（3）简答题及填空题。简答题和填空题都属于“补缺型”试题，它只用一个词、一个短语、一个数字或一个符号作答。填空题是略去一些关键词或数字而留有需要填写空白的不完全句子，简答题则是一个简单的问句。

此类题的优点是容易编制，答案由考生提供，减少了因猜测而获得正确答案的可能性，特别适合于考核学生对术语、事实、方法、原理和程序等实际知识的记忆和理解。缺点是不适宜测量复杂的学业成绩，有时评分困难。

编写要求是：①试题的语言表达应能使答案既简捷又不引起歧义；②填空的空白长度应该相等，尽量让空白部分按列排在问题的右边，以利于记分；③每道题的空白部分不要太多，一般为两个左右；④填空题的空白部分仅应用于需要记忆的重要事物；⑤在编写试题时，不要从学生的课本或教材中照抄句子。

（4）论述题。特点是学生可以根据教师提出的问题自由回答，诸如回答问题的方式，采用哪些资料，组织资料的形式以及回答的重点等，拥有相当大的自由度。

论述题有不同的分类方式，一般分为扩展性和限制性论述题两类。对考生的答案不作任何限制，称为扩展性论述题。该类试题由于对答案内容的广度和深度难以控制，故不适用于对学生特定教学效果的考核，但有利于测量学生选择材料进行综合和评价的能力。

对答案的范围、字数或完成答案的时间等方面给予一定的限制，称为限制性论述题。由于这类试题对考生的答案加以控制，适用于测量理解、应用和分析层次的学业成绩，但对综合、评价层次的测量价值较小。

3. 根据实际情况与评价要求实施考试

4. 根据评价目的进行成绩评定

5. 考试结果分析

一是可以通过难度、区分度、信度、效度及学生成绩作出科学合理的解释与判断。二是根据试卷分析修订试题，进一步完善试卷。

第四节　学生临床能力的评价

护理学是一门实践性很强的学科，临床技能是通过临床实践而形成的解决病人实际问题的能力，是护生必备的最基本、最核心的能力。21 世纪以来，随着未来医学对医学人才质量要求的不断提高，加强对护生临床技能的培养已成为国内外医学教育界普遍关注的问题。临床技能评价是衡量护生临床实践能力的尺度，因此，对护生临床能力的考核与评价是其学业成就测量与评价的重要内容。

一、临床能力评价的范围及内容

无论是一般临床护理能力还是特殊临床护理能力，都是基于对知识的理解和应用，而不是知识本身，属于非认知领域。其范围包括精神运动领域（临床技能）和情感领域（态度）两方面。一般根据护理专业的培养目标和各门学科的教学大纲对临床护理能力的要求、评价的类型来确定评价的内容，如病史采集、病例分析、体格检查和其他基本操作技能。

二、临床能力评价的原则

（1）实践性原则：应尽可能多地结合临床护理操作实际进行。

(2) 客观性原则：考试要客观、公平、可靠。

(3) 保护性原则：注意对患者的保护性护理，取得患者的支持与理解。

三、临床能力评价的种类和方法

考核是教学的重要环节之一，科学、客观、公正的临床技能考核能对护生的临床实践能力进行正确评价，能够全面真实地反应教学状况，及时总结临床教学中的经验教训，不断规范和改进教学方式，对护理学生临床技能和思维的培养有着切实的意义。目前我国在临床技能评价方面还没有规范、统一的考核方法，常用的学生临床护理能力评价方法有如下几种。

(一) 观察法

观察法是通过观察学生的临床护理行为表现，作出质量评价，如学生的临床护理能力（包括护理操作技能和与患者的交流能力等）、人际关系及工作态度等。一般由教学管理部门设计好观察计划项目及评分标准，在学生下科室临床实习时，由科室负责人和护士长负责实施。观察法有时比其他考核方法更有独特的作用，观察者置身于观察对象之间，与观察对象融为一体，搜集到的资料既原始又真实。如对学生政治思想、道德品质和态度的评价，只要经过较长时间的观察就可作出较为准确的判断。另外，如能经常客观地观察学生的行为表现，不仅可以随时检查学生临床技能的掌握程度，及时纠正其不足，促进其改进，而且获得的结果比其他方法更准确、可靠。

应用观察法要注意消除观察中的偏见。偏见是影响现场观察准确性的重要因素。消除偏见主要是要坚持唯物辩证法的基本观点，对具体问题作具体分析，避免掺杂个人情感。同时，在条件允许的情况下，应尽量采用结构式的观察，事先制订周密的观察计划，确定具体的观察指标，减少观察中的主观性和随意性。

(二) 床边考核法

床边考核法是目前许多医学院校进行临床技能考核的主要方法，也是临床护理技能考核常用的方法。该法往往由考核组指定患者，考生完成必须的护理操作后，由主考人按考试提纲或教学大纲的要求提问，然后根据考生的操作和回答问题的情况打分。这种考核方法的优点是比较直观、有针对性，通过接触实际病人，主考人可以当场观察学生的临床护理操作技能，可以灵活地运用病人的问题测验学生的临床思维能力，能观察和考核学生对临床护理技能的认识和总体反应性，考核学生在各种情况下区别轻、重、缓、急的能力。

考核的目的是加强培养实用性人才，提高学生的基本技能素质，因此床边考核法所选考核项目及其内容要有代表性，能体现专业或专科特点，既要能够客观公正地反映每位学生的技能水平和学识水平，又要适合每位学生的实际操作水平，这样方能体现公平性。量化评价标准应客观统一，否则会出现“宽严倾向”、“平均倾向”等。“宽严倾向”包括“宽松”和“严格”两个方面。宽松倾向是指考核中所作出的评价过高，严格倾向是指考核中所作出的评价过低。这两类考核误差的原因主要是缺乏明确、严格、一致的判断标准，考核者往往根据自己的经验进行判断，主观性过强。“平均倾向”也称“调和倾向”或“居中趋势”，是指给大多数护生的考核得分在“平均水平”的同一档次，并往往是中等水平或良好水平，由此应有客观统一的量化评价标准。例如，对学生静脉输液的考核，见表9-2。

表9-2　护理学生静脉输液操作技能评价表

		操作程序及质量标准	扣分细则
评估	10分	评估病情、患者心理、认知 告知输液目的、解释可能出现的不适、操作中需要配合的方法	未做到各扣2~5分 未做到各扣2~5分 语言、语气、语调运用不贴切得当扣2~5分

（续上表）

		操作程序及质量标准	扣分细则
计划	准备20分	着装整齐、修剪指甲	未做到各扣3分
		洗手、戴口罩	未洗手、未戴口罩各扣4分
		备物齐全，放置合理	物品少备或多备1件各扣1分，定位不合理扣1分
		规范书写输液卡	书写不规范扣2分
		认真查对床号、姓名、按医嘱备药	查对不严扣2分；备错药扣10分
		检查药液质量合乎要求	检查药液不规范扣2分
		瓶上注明规范（床号、姓名、加入药物名称、剂量）	遗漏注瓶扣4分，注瓶不规范扣2分
		启瓶盖、套网套	遗忘套网套扣1分，未纠正扣2分
		消毒瓶塞规范	消毒瓶塞不规范扣2分
		查、开、取、插输液器方法正确	未查输液器、输液器针头保护欠妥各扣2分
		离开治疗室前再次查对	未再次查对扣2分
		查对床号、姓名、腕带	未查对床号、姓名、腕带各扣3分，走错床扣10分
		解释清晰、有针对性	未解释、解释不清或未针对不同情况解释扣3分
		询问是否需要排尿	未询问扣1分
		铺治疗巾、放止血带	遗漏一项扣1分
		选择静脉，征求对输液部位意见	选择静脉动作不妥或未征求意见扣2分
		放输液架、高度合适	未放架或放置过高、过低扣1分
实施	输液过程40分	洗手、戴口罩	未洗手、戴口罩各扣2分
		挂瓶前查对，检查药液质量	挂瓶前检查药液方法不正确扣2分
		挂瓶排气方法正确，一次成功	排气手法错误扣3分；排气一次未成功，长管有气泡酌扣2～10分；莫菲滴管内液面不当扣2分；液体滴漏地面扣2分；液体反流扣2分
		皮肤消毒规范（范围、方法、彻底）	消毒方法、范围不合要求各扣2分
		扎止血带规范（部位、方法、松紧）	扎止血带方法不正确扣2分，扎止血带时间过长扣2分
		连接头皮针正确	连接头皮针方法不规范，污染各扣2分
		排尽头皮针内气体、关闭调节器	头皮针管内有气泡、穿刺未关调节器各扣2分

（续上表）

		操作程序及质量标准	扣分细则
实施		进针前再次检查管内气泡 进针前再次查对 嘱握拳，绷皮穿刺 穿刺手法、角度、深浅适宜 患者体位及操作者姿势不当 一针见血 松止血带、拳、调节器 固定方法正确，美观 根据病例调速符合要求（根据年龄、病情、药性）、嘱患者勿自调 液面过高、过低调整方法正确 指导语运用正确	检查管内气泡方法不当扣2分 进针前未查药扣4分，未叫姓名扣2分 未嘱咐或绷紧皮肤不当扣2分 进针手法不正确，角度过深、过浅或污染各扣2分 进针时患者体位及操作者姿势不当各扣2分 进针后未一针见血、退针一次扣4分，穿刺不成功扣10分 未及时松止血带、拳、调节器各扣2分 固定不牢，方法错误扣2分 未按病例调节滴数，过快或过慢酌扣3~5分，未嘱患者勿自调扣2分 液面过高、过低调整方法不妥扣2分 未运用指导与或运用不正确扣2~5分
	整理 5分	整理床单位及用物 洗手，再次查对 记录，挂输液卡 询问患者感受，观察局部反应，交代注意事项，感谢患者配合	整理不当，患者体位不舒适各扣2分；遗留物品一件扣1分 未洗手扣2分、未查对（药、床头牌）各扣3分 未记录、未挂卡各扣2分 未交代或不符合要求扣2分
	拔针 5分	查对，向患者交代 取胶布轻、稳，按压正确 整理用物及用物处理规范	未做到一项各扣2分 动作粗重、按压、处理不当各扣2分 用物处理不规范1~3分
评价	20分	全过程14分钟完成（拔针不计时） 语言、举止符合专业规范 操作熟练，不遗漏关键步骤 严格无菌操作、查对制度 应变能力强 回答问题正确	超时不及格（非护理专业每超1分钟扣5分，超时3分钟以上不及格） 操作中语言少、关爱观念差扣3分 熟练程度差、程序乱扣4分，遗漏步骤酌扣2~5分 无菌观念差酌扣2~5分 应变能力差酌扣2~5分 答题错误酌扣1~10分

考核方法的制定要全面系统，为避免部分学生在考前可能会熟悉要考的患者而产生“取巧”或作弊行为，影响考核的公平性，可采取考核当天抽签决定考核项目，如采集病史病情、进行护理体检、口腔护理、静脉输液、肌肉注射、皮下注射等基本操作技术技能，再到病区需进行该项操作的患者中抽签确定该护生是为哪位患者输液、注射、导尿……这种改进的床边考核方法不仅保证了考核的公正性，还可以使护生形成以患者为中心的护理观，纠正护生只知机械性地干活，缺少思考、独立解决问题能力差的情况。例如，某些护生在给患者导尿时，完全不顾患者的心理感受和变换体位时的痛苦，为了操作方便，就一定要让患者配合护士，形成一种不以患者为中心、以自己为中心的错误概念，久而久之，会使护生对患者的爱心和关心逐渐减少，越来越冷漠。同时这种考核可训练和考察护生的应变能力、沟通能力。例如，导尿术操作中，患者或是尿失禁，或是尿潴留，或是术前留置尿管；患者的身份有干部、工人、农民、学生等，年龄有老有小。患者身份不同，则称呼、解释、交代甚至某些操作手法都不尽相同，每个考生遇到的患者及干扰因素均不相同，各种不同的情境促使考生去面对，去思考，去为患者提供最佳的护理服务。技能操作完成后，主考人根据操作项目和患者病情进行必要的提问，然后量化评分。

考核专家组由教学经验丰富的护士长、主管护师和高年资护师组成，确保掌握标准统一，减少组间差别。按规定每次应由 2 名考核人员进行考核，减少评分的随意性。

床边考核法的主要缺点是难以达到标准化考试环境，另外，由于患者维权意识的提高，病例来源比较困难。

（三）模拟考核

此种考核方法已被许多国家的医学院校用来测试学生的临床护理能力。依据国外多年实践的教学经验，一种非常有价值的教学及评价手段就是运用“标准化病人”进行模拟考核。“标准化病人”（Standardized Patient，SP）是指经过训练，旨在恒定、逼真地复制临床情况的非医学专业人员，具有模拟病人、考核者和指导者的职能。“标准化病人”包括两种：一种是模拟某种或某些疾病的正常人，另一种是自愿将自己所患疾病按标准模式用于教学的病人，他们都应是非专业人士。如上所述，“标准化病人”不仅仅是简单的示教病人，还是很好的指导者和考核者。护生为“标准化病人”诊治护理后，病人应能指出护生有哪些不足并提出改正的建议。在考核过程中，“标准化病人”可根据护生的诊治护理过程对其评分。“标准化病人”使所有的护生面对的病例都是一样的，考核更为客观、公正。通常有模拟病人和模拟情境考核，也可结合在一起进行。模拟考核如同现实环境一样，应考者从接待病人开始，根据临床护理过程，从询问病史病情、进行护理体检，到作出护理诊断和处理，从提供的各种选择中作出决定。

这种考试方法有许多优点：评分客观，对每一问题做出的正确选择都是事先商定的，有标准化的评分规定；可考核范围广，可系统观察学生的综合临床护理能力（包括技能、态度、与患者交往能力等）；师生均可通过考试得到及时反馈；考试时间的安排不受病种、时间、地点的限制等。主要缺点是应考者和模拟者均要受专门的训练，组织考核有一定困难，且存在病人的标准化差异。

（四）综合评定法

这种方法往往在组织学生毕业考核时采用。评价者首先要根据培养目标对有关护理专业学生临床护理技能的总体要求，拟定出一个评价指标体系。由教师、临床护理专家组成评价小组，依据评价体系的要求，综合采用定量与定性方法、观察法和床边考核法等考核方法，对学生的临床技能作出综合评判。考核前学生分小组采集病例，进行小组讨论，找出能为患者解决的护理问题，选择认为该患者需要的操作项目，教师按规定的标准对用物准备、仪表态度、沟通方法、操作程序、熟练程度等方面进行综合考核。这种方法可判断学生是否达到培养目标要求，是否牢固掌握基本知识、基本理论，是否做到融会贯通、举一反三，遇到具体问题能否横向、纵向联系分析，综合总结，寻找问题的关键所在。这种方法的优点是对学生的评价比较全面，缺点是组织比较费时费力，评价结果受到主观因素的影响。

四、影响临床护理能力评价的要素与控制方法

临床护理能力评价的方法不同于对认知领域的评价，常受到各种因素的影响。主要是三方面：评价人（主考人）、学生和考核方法的选择。

1. 评价人（主考人）

临床护理能力评价的一些方法，在评分上受评分人主观因素的影响较大，因此评价人的自身素质是一个很重要的因素。一是自身业务水平，如果评价人自己临床能力不强，护理操作不正规，则很难对学生有正确的评价；二是评价人的工作态度，是认真负责还是应付了事；三是评价人是否公正、客观，对评价结果有较大影响。

控制的方法主要是慎重地选择主考人和评价组成员，要选择业务水平较高、有教学经验、护理操作正规、客观公正和认真负责的教师担任。在考前应熟悉评分标准并针对考核评分标准进行一定的训练，统一认识等。

2. 学生

影响评价的主要因素还有学生对将要考核的内容的准备程度，以及评估时的紧张焦虑水平等。这与认知领域的考核是基本一致的。由于临床护理技能考核时，往往是一个考生面对一个主考人或一个考核组，学生考试紧张焦虑的常见反应有心跳加速、注意力无法集中、出虚汗、头脑一片混乱和空白，等等。有些同学在操作中显得很紧张，甚至双手直打哆嗦，无法完成操作，回答问题时本该答对的却答错了，甚至答非所问。在这种情况下，学生难以发挥正常水平，致使考核不能很好地反映学生临床护理技能的训练情况。

控制的方法首先是让学生在考核前对考核内容有充分的准备，对临床护理技能做到准确熟练、胸有成竹；其次考核组在考核前让学生先稳定一下情绪，考核中适当地鼓励，使学生恢复自信，保持从容镇定。另外教师在平时的带教中可以进行一些模拟考试训练，锻炼学生的胆量。

3. 考核方法的选择

采用不同的考核方法，其考核结果的可靠性、有效性和客观性是不同的，各有其优缺点。如床边考核法，在选择病例上很难做到难度相同。考试病例虽然经过精心挑选，但病人病情的轻重程度、阳性体征表现如何、需要进行何种

护理很难绝对平衡，这样就存在一个考生机遇的问题，影响考核结果。应针对不同考核方法的特点，扬长避短，对有缺陷的地方尽量采取一些控制措施予以弥补，使其影响减小到最低程度。

此外，评价学生的能力是采用间断性评价还是连续性评价，对评价结果也有一定的影响，间断性评价往往有时段上的抽样误差，而连续性评价可以克服这个缺陷。

（曾毅　黄谨耘）

参考文献

1. 姜安丽. 护理教育学. 北京：人民卫生出版社，2007.

2. 李小寒. 护理教育学. 北京：人民卫生出版社，2003.

3. 张改叶，董晓建. 护理教育学. 北京：人民军医出版社，2004.

4. 王仙园，赵小玉. 护理教育学. 北京：人民卫生出版社，2008.

5. 史瑞芬. 护士人文修养. 北京：高等教育出版社，2008.

6. 史瑞芬. 医疗沟通技能. 北京：人民军医出版社，2008.

7. 唐杰. 护理操作带教中的护士素质教育. 齐鲁护理杂志，2007（13）：26.

8. 周莹，肖岩，覃惠洵. 腰椎穿刺临床操作带教方式探讨. 广西医科大学学报，2008（25）：204～205.

9. 刘红，夏云芳，闫静. 轮科护理教学查房在本科学历新护士培训中的作用. 护理学杂志，2011（26）：57～58.

10. 戴悦悦，季梅丽. 护理教学查房的流程与技巧. 全科护理，2011（9）：1476～1477.

11. 谭银欢，阮定萍，吴柳青. 整体护理在肠梗阻患者护理教学查房中的应用. 齐鲁护理杂志，2011（17）：116～117.

12. 潘桂琼，黎仙群，朱金萍，黄丽婵. 在社区卫生服务中心开展护理教学查房的实施体会. 全科护理，2011（9）：273～274.

13. 马骁. 健康教育学. 北京：人民卫生出版社，2004.

14. 黄津芳. 护理健康教育学. 北京：科学技术文献出版社，2006.

15. 米光明，王彦. 护理健康教育学. 北京：人民军医出版社，2007.

16. 孙青，陈方蕾，刘小红. 实习护生健康教育技能的培养. 护理实践与研究，2010（7）：93～94.

17. 吕探云. 健康评估（第二版）. 北京：人民卫生出版社，2006.

18. 邱艳芬. 身体护理评估方法与技巧（第六版）. 北京：人民军医出版社，2007.

19. Patricia M，Dillon，RN，MSN，DNSc. *Nursing Health Assessment：A Critical Thinking，Case Studies Approach*. Philadelphia：F. A. Davis Company，USA，2003.

20. Janet Weber，Jane Kelley. *Health Assessment in Nursing*. 2nd ed. Philadelphia：Lippincott Williams & Wilkins，2003.

21. 陈文彬，潘祥林. 诊断学（第七版）. 北京：人民卫生出版社，2010.

22. 张莹，张艺，王喜军. PowerPoint 2003 中文演示文稿. 沈阳：辽宁人民出版社，2005.

23. 顾燕. 多媒体课件制作中色彩与文字搭配的基本技巧. 无锡教育学院学报，2005，25（2）：62～64.

24. 刘须军. 简谈多媒体课件制作技巧. 中国科技信息，2005（17）：232.

25. 翟惠敏，曾毅，王亦斌等. 应用 PowerPoint 制作护理教学多媒体课件的技巧. 护理学报，2007，14（1）：39～40.

26. 翟惠敏. 将 Word 文档快速转换为 PowerPoint 文件的技巧. 中华护理教育，2007，4（1）：47.

27. 吕兰存，王红霞，王运仓. 高等护理教育临床教学质量评价系统的组织构建与应用. 护理管理杂志，2006（6）：26～27.

28. 吕兰存，王红霞，王运仓. 立体交叉测评在临床护理教学质量评价中的应用. 现代护理，2007（13）：314～316.

29. 沈娟，崔焱. 客观结构化临床考试在护理教育中的应用研究进展. 护理实践与研究，2011（8）：96～98.

30. 竺静，方海飞. 模拟考核法在护理技能教学评价中的应用. 中国高等医学教育，2007（6）：60～61.

31. 李志菊. 临床护理教学查房评价. 齐齐哈尔医学院学报，2006（27）：589～590.

32. 刘振荣，王晓燕. 不同形式出科考试在儿科临床教学中的应用. 护理研究，2004（18）：747～748.

33. 窦昊颖，苏玲，李艳丽. 出科理论考试的质量分析. 天津护理，2008（16）：217～218.